「間」の悪さは治せる！

小林弘幸
Kobayashi Hiroyuki

a pilot of wisdom

目次

第一章　人生の質を高める「間」の力　11

第二章　「間」がいい人に病気は寄りつかない

第三章　「間」がいい人の思考法　91

第四章　人生を成功へと導く「間」のつくり方　145

第一章　人生の質を高める「間」の力

人生の成功のカギを握る「間《ま》」

同じ大学を卒業し、同じ大手企業に就職しても、数十年後、一方は独立して大成功を収め、もう一方は、リストラの憂き目に遭う。世間でよく聞く話です。おそらく就職したばかりの頃は、それほど能力に差はなかったでしょう。しかし、数十年のあいだに開いてしまった差は、もはや追いつくこともできないほど大きくなってしまいました。

なぜ、このようなことが起きるのでしょうか。

たいていは、努力が足りなかった、運がなかった、などと考えることと思います。もちろんそうした側面もあるでしょうが、私は、医師として多くのトップアスリートや経営者の方々と接するなかで気づいたことがあります。

それは、成功した側の人たちは、常に「あること」を意識しているということです。それが、冒頭でお話しした二人の同級生のあいだに開いた差を解き明かすカギであると考えています。

その「あること」とは、何か？

それが本書のテーマである「間《ま》」です。

多くの人は「間」の持つ影響力を理解していない

みなさんは「間」と聞いて何を思い浮かべますか？

「間」がいい、「間」が悪いといった言葉は日常、よく使われます。ここでの「間」は、「タイミング」や「時間」と言い換えてもいいでしょう。

また、茶の間や床の間のように、「空間」を表す言葉もあります。

このように、「間」には、時間的意味と空間的意味があります。

人は、時間と空間という制約から逃れることはできません。あなたを取り巻く環境はすべて、この「時間」と「空間」という二つの「間」で成り立っています。それほど、「間」は重要なものであるにもかかわらず、多くの人はそのことに無頓着です。

ところで、あなたは「間」が悪いと聞いて、どんな出来事をイメージしますか？

会いたくない人に会ってしまった、傘を持っていないときに限って雨が降ってきた……など、こうした「間」の悪さは、日常の些細《ささい》なレベルでよく起こります。

しかし、私が本書でお伝えしたいのは、こうした身近な「間」の悪さではありません。

仕事で自分のポジションが危うくなるような重大なミスをした、致命的な事故に遭った、人間関係のトラブルに巻き込まれた……など、人生を揺るがすような最悪の出来事も、実は「間」の持つ影響力を理解していなかったために起こると考えています。

「間」をコントロールできれば、人生もコントロールできる

多くの人が「間」に無頓着と言いましたが、もっと言えば、こうした「間」の悪さが引き起こす人生の損失に、大部分の人が気づいていないということでもあります。

「間」が悪かったというと、「運が悪かった」というニュアンスがありますが、それは決して「運」などではありません。厳しい言い方ですが、自分自身が招いたことです。

そのことに気づけば、理不尽と思われる出来事にも、慌てることなく、もっと上手に対処できるようになります。

本書のタイトル『「間」の悪さは治せる!』も、「間」の悪さというのは、「たまたま」であるとか「不運」などではなく、自分に原因があり、対処=治療が可能という意味を込めています。

冒頭でお話しした、成功する人とそうでない人の差は、この「間」の重要性に気づいているかどうかの差です。「間」をうまくコントロールすることができれば、病気を寄せつけないどころか、人生を思い通りに進めることができます。

では、具体的にどうすればよいのでしょうか。そのためにまず、「間」とは何か? からお話ししましょう。

「間」を理解することが「間」を制する秘訣《ひけつ》

「間」は目に見えないために、どこか捉《とら》えどころがない感じがします。それゆえ、「間」

の悪さは生まれつきの性質であるとか、センスの問題として語られがちです。「間」が悪い人と聞けば、手の施しようのない印象を受けるかもしれません。しかし「間」の悪さには必ず原因があります。原因があるということは、対処が可能ということです。

そのために、あらためて「間」とは何なのか、考えてみましょう。

まず、「間」を辞書で調べると、

①（連続する）物と物とのあいだの空間。
②限られた範囲の空間。
③建物の中で区切られた空間。部屋。座敷。
④部屋数を数える語。
⑤畳の大きさを表す単位。
⑥（連続する）事と事とのあいだの時間。
⑦限られた範囲の時間。

⑧（邦楽・演劇・舞踊などで）一連の音・せりふ・しぐさのあいだに入れる休止。拍子。リズム。
⑨何かをするのに適当な折・機会。また、めぐり合わせ・運。

（『集英社　国語辞典』第３版より抜粋）

などと書かれています。
英語では、「タイミング」や「スペース」、「テンポ」や「リズム」など、その時々に応じて訳されますが、日本語では一言、「間」というだけで済んでしまいます。この一語で実に多様な意味を包含しているのです。

「間」は日本古来の重要な概念

能や狂言、歌舞伎などの伝統芸能でも、「間」の取り方が重視されます。また、剣道でも、「間合い」という言葉があるように、「間」に重きを置いていることが窺《うかが》えます。

宮本武蔵の『五輪書』（岩波文庫）のなかに、

「ちがふ拍子をわきまへ、大小・遅速の拍子の中にも、あたる拍子をしり、間《ま》の拍子をしり、背《そむ》く拍子をしる事、兵法の専《せん》也」

というくだりがあります。

まさに「間」という字が使われていますが、「拍子」も、「間」とほぼ同義です。「間」を知ることが、勝負の分かれ目であり、戦いの勘所であることが分かります。

このように「間」は、日本古来の極めて重要な概念と言えます。その「間」に無頓着であることは、人生をないがしろにしていると言っても過言ではないと思います。

「間」は勝負の勘所

しばらく前に、「KY（空気が読めない）」という言葉が流行《はや》りましたが、この「空気」も「間」と同じような意味で使われています。「KY」は、空気が読めないことを批判的に表した言葉ですが、日本では殊の外、「空気を読む」ことが求められます。

しかし、その反動からか、「あまり空気ばかり読んで周りに同調するようでは、自分の考えを主張できない」「空気など読む必要はない」といった批判も聞かれるようになりました。

前述の宮本武蔵に戻りますが、彼は同書のなかで、こうも述べています。

「敵のおもひよらざる拍子をもつて、空《くう》の拍子を智恵《ちえ》の拍子より発して勝つ所也」

つまり、相手の意表を突く「間」で、戦いに勝つというのです。「間」を読んだ上で、その「間」をあえて外してとどめを刺す。これが兵法の知恵です。

現代に置き換えてみると、「間」を読んだ上で、相手の裏をかき、競争に勝つといったところでしょうか。だから、空気を読むこと自体は決して悪いことではありません。

「間」は人生を成功に導くための土台

その場に流れる「間」をきちんと把握して、相手との距離を詰めたり、逆に外したりして、人生を思う通りにコントロールする。そこまでできる人が超一流となっていくのです。

実際に、私が医師としてコンディショニングアドバイスをするアスリートや、経営者や学者、芸能人の方々と接するときにいつも感じるのは、彼らはその場を自分の「間」にしてしまうということです。だからと言って、横柄な感じはしません。むしろこちらが恐縮するくらい謙虚な姿勢です。それなのに、彼らはいつもリラックスした表情で、落ち着いています。

それは、彼らが適切にその場の「間」を読んで、自分の「間」に変える力があるからです。そうすることで、どんなにアウェイな状況でも、ホームで闘っているときのようにベストなコンディションで物事に対処することができるのです。

「間」とは、時間であり、空間であり、あなた自身を取り巻く環境のすべてです。もっと言えば、人生を成功に導くための土台となるものです。「間」とは、それほど重要なものであることを心にとどめておいてください。

「間」が自律神経に与える影響は絶大

私は医師として自律神経の研究をしていますが、常々、自律神経が健康だけでなく、人生の質にも多大な影響を与えることを訴えてきました。研究を続けるなかで、自律神経は、時間や空間といった「間」によって、いとも簡単に変動してしまうことが分かりました。それほど「間」が自律神経に与える影響は絶大なのです。

ここで、自律神経について専門的知識がない方のために、簡単にご説明しておきたいと思います。

私たちの体には全身の隅々まで神経のネットが張り巡らされています。これを末梢《まっしょう》神経と言います。

末梢神経には二種類あり、一つは自らの意思でコントロールできる体性神経です。これには、手足を動かす運動神経や、感覚を脳に伝える感覚神経などがあります。

もう一つが、私が専門とする自律神経で、こちらは通常、自らの意思でコントロールすることはできません。

自律神経は内臓や血管に関わり、体の状態を常に一定に保つホメオスタシス（生体恒常性）をつかさどっています。

例えば、眠っていても心臓や肺は休むことなく動いています。暑ければ、意識しなくても汗をかき、体温調節をします。いわば、体の危機管理システムで、ライフラインである血液循環、呼吸、消化吸収、排泄《はいせつ》、免疫、代謝、内分泌をコントロールしています。

自律神経が働かなければ、人間は生きていけません。自律神経は、脳と同じくらい重要な働きをしているのです。

自律神経は、交感神経と副交感神経のバランスで成り立っています。

緊張したり集中したりすると働くのが交感神経、リラックスすると働くのが副交感神経です。分かりやすく言えば、交感神経はアクセル、副交感神経はブレーキの役割です。

日中は交感神経が働いてアクティブに、夜は副交感神経が働いてリラックス、と交互に体を支配しています。また両方が高いレベルであることが、最も健康的で、心身のパワーを最大限に発揮できる最高の状態だと分かっています。

このように、自律神経は生命維持に欠かせない重要な働きを担っています。

自律神経が高いレベルで整っていれば、病気も寄せつけませんし、血流がよくなることで酸素を全身に送ることができるため、気力がみなぎり判断力も上がります。超一流と言われる人々のカリスマ的魅力は、こうしたところにも理由があります。

自律神経のバランスを崩す根本原因は「間」の乱れ

近年、自律神経の重要性はメディアで取り上げられることが多く、周知されるようになってきました。

しかし、この大事な自律神経が、時間や空間など、その人を取り巻く環境、つまり「間」から受ける影響についてはほとんど理解されていません。

人は、時間に追われたり、騒々しい空間といった、乱れた「間」に置かれると、自律神経のバランスがあっという間に崩れ、体調が悪くなったり、精神的にも不安定になります。

こうして体や心に不調を感じたとき、多くの人は、その症状を取り除こうと、さまざまな健康法を試したり、病院に行って診察を受けたりします。しかし「症状」だけに目を向けていては、どんな処方も対症療法にしか過ぎません。

なぜ心や体が悲鳴を上げたのか、根本的な原因を突き止めない限り、同じことの繰り返しです。

私は順天堂医院で便秘外来を開設して約二〇年になりますが、患者さんは、便秘以外にもさまざまな不定愁訴を訴えます。そのなかで気づいたのは、これらの不調を引き起こす根本原因は、「間」の乱れにあるのではないかということです。

いくら自律神経の働きを改善しようと試みても、大元の原因である「間」の乱れを取り除かない限り、どんな健康法も効果はありません。

生命維持のためのライフラインである自律神経は、自らの意思で動かすことはできません。なぜなら、呼吸や体温調節といった機能を自分の意思で行っていたら、寝ている間も意識を働かせなければならないからです。私たちの意思とは無関係に、自律神経が二四時間働き続けることで生命が維持できるのです。

自律神経を直接コントロールすることはできませんが、私たちを取り巻く環境である「間」を意識的に変えていくことは可能です。「間」を自らコントロールすることができれば、自律神経のバランスも整い、人生においても高いパフォーマンスを発揮することになるのです。

「間」を良くすることで自律神経のバランスが整う

自律神経は自らの意思で動かせることはできませんが、自分の意思で何かをすることによって自律神経のバランスを整えることはできます。それについては、さまざまな著書を通じてご紹介してきました。しかし、自分自身を取り巻く「間」をないがしろにすると、これらの方法も効果を発揮できないばかりか、むしろ自律神経のバランスを崩してしまいます。

例えば、私は自律神経を整えるための音楽を作曲家と制作しました。その音楽自体は大変効果の高いものですが、雑然とした部屋で聴いていては、効果が半減してしまいます。自律神経が空間という「間」から受ける影響は大変大きいのです。散らかった部屋では、心を落ち着けることも難しいでしょう。実際、身の回りを整理整頓すると副交感神経が高まり、気持ちがリラックスします。この状態でその音楽を聴けば、さらに効果は高まります。

このように、「間」を良くすることが、自律神経のバランスを整え、ひいては人生の質を高めるのです。

「間」が乱れると自律神経も乱れる

反対に、「間」が乱れると、自律神経も乱れて病気にかかりやすくなります。

「間」が乱れるというのは、前述したような空間の乱れ＝雑然とした部屋に身を置くことだけでなく、「間」の悪い事態も含まれます。

では、どんなときに「間」が悪くなるのでしょうか。

それを考えるには、自律神経が乱れる要因が参考になります。

その要因とは主に次の五つです。

① 自信がない
② 余裕がない
③ 体調が悪い
④ 環境が悪い
⑤ 予想外のことが起きた

これは同時に、「間」が乱れる要因でもあります。つまり、自律神経が乱れる要因と「間」が悪くなる要因は同じです。これほど「間」と自律神経は密接に関係しています。

「間」の悪さの原因は自分にある

前項でご説明した「間」が悪くなる要因はすべて自分自身に原因があります。
①の「自信がない」と②の「余裕がない」は自分の管理が悪いので自分に原因がある。つまり、自分の準備不足が原因です。③の「体調が悪い」は、日頃の健康管理を怠っていることが主な原因ですから、これも自分の準備不足と言えるでしょう。
また、④の「環境が悪い」というのは、その環境を選んだのは自分ですから、やはりこれも自分に原因があります。なかには、自分の意思に反してその環境に身を置かざるを得ないという場合もあると思いますが、その原因をたどっていけば、やはり自分の選択が関わっているのではないでしょうか。
⑤の「予想外のことが起きた」というのも、本当の意味で予想外というのは天変地異くらいで、ある程度のことは予想できるはずです。例えば、仕事上の突発的なトラブルも、よくよく考えてみれば予測できたのではないでしょうか。とすれば、やはりこれも自分自

身に原因があるということになります。

「先読み」が「間」の悪さを遠ざける

具体的な例で考えると、急いでいるときに限ってタクシーがつかまらない、大切な日に限って風邪をひく。どちらも日常生活でよくある「間」の悪い事例です。思い当たる人も多いのではないでしょうか。

これらも自分自身が招いたことと言えます。

まず、タクシーの例で言えば、タクシーの交通量はあなたの状況と無関係です。にもかかわらず、急いでいないときには、たくさん空車を見かけるのに、一分一秒を争うようなときに、なぜかタクシーが来ない。

ここでさらに掘り下げて考えてみます。あなたはなぜ急いでいるのでしょうか。例えば休暇を取る前で仕事の締め切りが早まったなど、何かしらの原因があるのではないでしょうか。

とすれば、その忙しさはあらかじめ予測できたことです。

よほどの条件が重ならない限り、忙しさの原因は前もって予見できると思います。原因が分かっているなら、そのような状況になる前に手を打つことです。忙しくならないように、早めに準備を進める、もしくは電車移動でも可能なように、出発の時間を早めるなど、できることはあるはずです。

私は、出張があると、必ず前々日までに片づけるべき仕事を終えるようにしています。たいていは前日までに終わらせるというのが一般的ではないでしょうか。しかし、そうすると、必ずと言っていいほど、「予想外」の出来事やアポイントがあり、前日の夜遅くまで準備に追われてしまいます。下手をすると、出張先でもやり残した仕事に追われる破目になります。これが恒常的になると、もはや、予想外ではありません。「常に起こりうること」です。

そうであるならば、やはり前々日までに仕事を終わらせておき、急遽《きゅうきょ》入ってきた仕事を前日に済ませて、余裕を持って翌日の出張に備えるほうがいいでしょう。

そのゆとりが、「間」の悪さを遠ざけるのです。

日記はあなたの「間」の悪さのパターンを教えてくれる

大切な日に限って風邪をひくというのも、「たまたま」ではありません。医師の立場から言うと、風邪にはかかるべくしてかかっています。

なぜならカルテを見ると、一年前のほぼ同じ日に、風邪にかかっているケースが多いからです。季節の変わり目や年度代わりなど、体力や気力がついていけず、免疫力が下がってしまうときに、風邪のウイルスに感染しているのです。

大事なときに風邪をひくという「間」の悪さを予防するには、自律神経を整えるために私が考案した「三行日記」が役立ちます。書き方はとても簡単です。「一行×三テーマ」を毎日つけていけばいいのです。

三テーマとは、次の三つです。

① 今日いちばん失敗したこと（体調が悪かったこと、嫌だったことも含む）

②　今日いちばん感動したこと（または、うれしかったこと）

③　明日の目標（もしくは、関心があること）

一日の流れを振り返ることで、心の平静を取り戻し、自律神経を整えることができるのです。この日記を続けていけば、昨年の同時期の出来事を見直すことで、何に注意すべきかを知り、予防に役立てることができます。日記は、自分が陥りやすい「間」の悪さのパターンを教えてくれます。継続すれば、「間」の悪さを回避するための気づきがあると思います。

「間」がいい人は時間の使い方がうまい

「間」の悪い事態を引き起こさないためには、時間の管理が最も大切です。前述した、間が悪くなる五つの要因のうち、④の「環境が悪い」以外は、すべて時間のコントロールによって防ぐことができるからです。

①の「自信がない」は、準備不足にほかなりません。準備のための時間をしっかり確保して、どんな状況にも対応できるまで準備しておけば、おのずと自信はついてきます。

②の「余裕がない」は、無駄な時間を過ごしているせいで、本当にすべきことがおろそかになっているからです。やるべきことに優先順位をつけ、締め切りの時間から逆算して、自分ができることとできないことに分け、自分ができないことは、早めにほかの人に依頼するなど、先手を打つことが必要です。人にお願いするにも、相手に時間的な余裕がなければ引き受けてくれません。引き受け手がいなければ、結局、無理をして自分ですることになるため、ミスが起きやすくなります。そしてさらなる「間」の悪さを呼び寄せます。そうなればイライラは募り、自律神経も乱れるばかりです。

③の「体調が悪い」は、時間の使い方に無理がある可能性が高いと思います。時間管理というと、スケジュール帳を無駄なくびっしり埋めることだと思われがちですが、そうではありません。一日のうちで必ず「バッファ（和らげるもの）」となるゆとりの「間」を設けておくのです。

その時間帯は、自律神経の働きが低下して集中力が下がる午後の時間がベストです。目を閉じてリラックスしたり、やり残した仕事をここでフォローするのです。そうすれば、時間に追われて無理をすることが減り、心と体に余裕ができます。すると、体調も崩しにくくなります。

⑤の「予想外のことが起きた」は、前述のように天変地異でない限り、たいていのことは予測が可能です。しかし、時間に追われていては、予測する余裕すらありません。ですから、ここでもゆとりの「間」が必要です。

このように、時間をうまくコントロールできれば、「間」が悪くなる要因の大半は回避することができるのです。時間のコントロールとは、結局のところ、逆算して予定を立てることです。目標とすることがあり、それを達成するために時間を逆算して考える。そうすれば、必然的に、今、何をすべきかが見えてきます。

「時は金なり」と言いますが、こうして考えてみると、時間はお金以上のものだと思います。いい「間」をつくることが人生の質を高めると言いましたが、これは決してお金で買うことはできないからです。

時間を無駄にするということは、人生において、浪費以上に大いなる損失です。時間という「間」の使い方に、私たちはもっと敏感になる必要があります。

怒りっぽい人は「間」が悪い

喜怒哀楽という四つの感情のなかで、怒りが体に与える悪影響は計り知れません。人間は激怒すると、交感神経が異常に高まります。一度乱れた自律神経はなかなか元に戻りません。三時間も乱れたままになるというデータもあります。そのとき体内では、心拍数も血圧も上がり、呼吸は乱れ、血管がギュッと凝縮されます。

興奮状態にあるときは冷静な判断力が奪われますから、「間」の悪い事態を呼び寄せることは想像に難くありません。しかし、それだけでなく、怒りは脳神経の働きも乱してしまうのです。

どういうことかというと、怒りの感情に支配されているとき、脳内にドーパミンやノルアドレナリンなど、興奮性の神経伝達物質が大量に放出されます。しかし、これが過剰になると、やがて分泌を止めてしまいます。

すると必要なときに、ドーパミンやノルアドレナリンが分泌されにくくなり、集中力が低下したり、やる気が起きなくなってしまいます。そうして些細なミスが多くなり、「間」が悪くなっていくのです。

アスリートの勝敗を決めるのも「間」

冒頭でも述べたように、私はアスリートの健康管理を行っていますが、彼らを間近で見ていると、超一流と言われる選手ほど「間」がいいのです。「間」が悪いアスリートなど、見たことがありません。

プロの選手は非常に高いレベルで競い合っていますから、世界ランキングで何十番と開きがあっても、実力の上では素人にはほとんど分からない程度の差です。

そんな過酷《かこく》な世界でしのぎを削っているトップアスリートにとっては、ほんの些細なミスが命取りとなります。

トップアスリートの勝敗を決めるのは一瞬の「間」です。この「間」を制することができれば、自分の持つ実力が最大限に発揮できるのです。

羽生結弦《ゆづる》選手がつくり出した、最高の「間」

二〇一五年一一月のフィギュアスケートNHK杯で、羽生結弦選手は世界歴代最高となる三二二・四〇点（その後、一二月のグランプリファイナルで三三〇・四三点とさらに更新）を獲得。圧倒的な強さで優勝しました。フリーの演技後のインタビューで、羽生選手はこう話しています。

「とにかく一つひとつ丁寧にこなしたいと思っていましたし、皆さん、すごく点数に驚かれたと思うし、自分自身もスコアについて驚いています。正直、まずは演技が良かったというか、そういう実感が湧いてないというか、うまく言葉に表せないような感情でいます。ちょっとフワフワした感じです」（「スポーツナビ」二〇一五・一一・二八）

この「フワフワした感じ」というのは、まさに副交感神経が高いレベルにある証《あかし》です。試合のときはテンションが高まり、交感神経は自然と優位になるのですが、反対に、副交

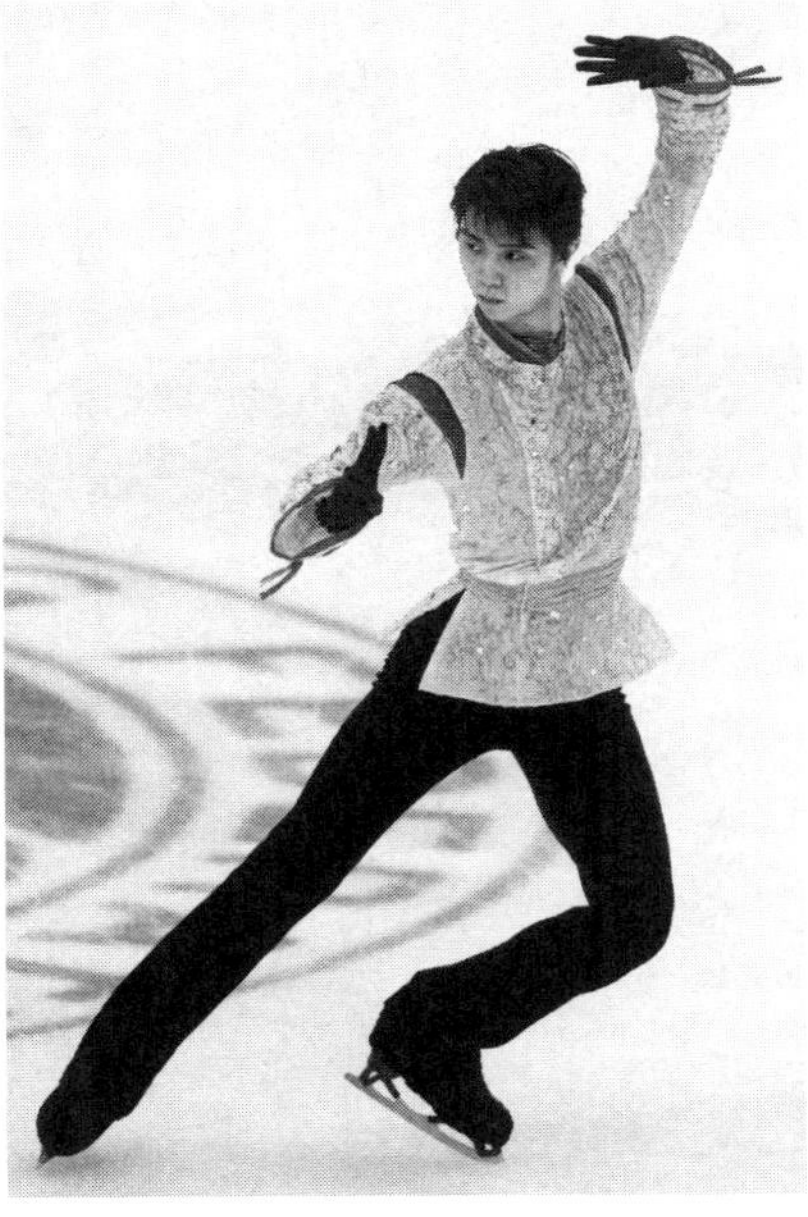

大舞台を自分の「間」に変えた、羽生のパフォーマンス（Photo by AFLO）

感神経をうまく上げることは非常に難しいのです。これは単にリラックスすればいいというわけではありません。あまりにくつろぎ過ぎてしまうと、ジャンプなどでキレのある演技ができません。最高のパフォーマンスを生み出すには、緊張状態とリラックス状態の両方が、ともに高いレベルで維持されていなければならないのです。

羽生選手は、こうも話しています。

「ジャンプが決まるたびに歓声を送ってくださる皆さんの声や皆さんの熱い視線、実際に聞こえるはずがない心の声というか、そういうものを僕たちはテレビを見ている側じゃないので感じることはできませんけど、何か日本中、世界中から力をもらっている感覚がありました」（同前）

「日本中、世界中から力をもらっている」という言葉からも分かるように、会場全体、さらにはテレビの前で見ている人々をも巻き込み、その空間全体を自分の「間」にしています。世界中が注目する大舞台を、自分の力が発揮しやすい「間」に変えたからこそ、自律神経のバランスが最高に整った状態になり、前人未到の記録を成し遂げたのだと思います。

では羽生選手は、どのようにして自分の「間」に変えることができたのでしょうか。

私は、羽生選手の「とにかく一つひとつ丁寧にこなしたい」という言葉に注目しています。

私が知る「神の手」を持つと言われるスーパー外科医たちにも言えることですが、一つひとつの作業を実に丁寧に行います。だからといってのろのろとした手つきではなく、「ゆっくり速く」といった感じです。これも交感神経と副交感神経が同時に高いレベルになければ成し得ないことです。

目の前のことに集中して、丁寧にプレーを行うことによって、スポーツで最高のパフォーマンスを発揮できる状態と言われる「ゾーン」に入りやすくなります。ここで言う「ゾーン」とは、言い換えれば、最高の「間」のことです。

羽生選手は、一つひとつの演技を丁寧に行うことによって、最高の「間」をつくり出しました。それによって、ショートプログラムとフリーで合計五回もの四回転ジャンプをすべて決めるという驚異的なパフォーマンスを発揮することができたのだと思います。

一瞬一瞬の「間」を大切に

「間」は、トップアスリートだけの問題ではありません。

人生は「間」の積み重ねです。

朝起きたときから、一つひとつの「間」を大事にして、なるべくいい「間」を連続させることを意識してみてください。

具体的には、ベッドから起き上がって、リビングへ移動するまでの「間」、朝食を摂るときの「間」、そして着替えのときの「間」……。その瞬間、瞬間を、無駄なくスムーズに移行できていますか？

朝、何を食べようかと迷っている時間や、その日に着たい服が見つからないという「間」の悪さ。そうこうしているうちに、時間だけがどんどん過ぎていってしまいます。

着たい服が見つからないのは、その空間が整理されていない証拠です。また、時間に追われることも「間」を悪くする要因です。

ジャンルを問わず、一流の人々は、日々の「間」を実にスマートに連続させています。「間」の悪い出来事が少なく、心地いい「間」をつくり出すことを心がけているので、そこにはただならぬオーラがあります。

そしてこれらの人々が最も実力を問われる場面、つまり真剣勝負の場では、絶対的に「間」を制することが求められます。

具体的には、スポーツ選手なら試合の場、外科医なら手術の際など、失敗が許されないときこそ、その「間」をコントロールしなければなりません。アスリートとして、外科医としての腕の見せ所です。

うまく「間」を操って、いい「間」を連続させれば、「ゾーン」に入れます。

ゾーンに入ることができなければ、失敗するか、そこそこの成果しか望めません。

いかに普段から「間」を操り、ここぞという真剣勝負の場で最高のパフォーマンスを発揮できるかが重要なのです。

人生は、こうした「間」との闘いの連続と言えます。

ここぞというときの勝負の「間」

この一瞬を逃したら致命的という、勝負の「間」というものがあります。その「間」を予測し、チャンスを逃さないことが大切です。

戦国武将でその「間」を見事につかんだのが豊臣秀吉です。

備中高松城を攻略していた羽柴（豊臣）秀吉は、本能寺の変が起きたことを知ると、敵の毛利氏と大急ぎで講和を結び、信じられないスピードで京都に戻り、天下を取りました。この「間」を逃していたら、天下は明智光秀のものだったでしょう。

本能寺の変が起きた原因には諸説ありますが、私は光秀が天下を取ろうとしていたという説に一票です。

秀吉がそこまでのスピードで勢力を増幅させて戻ってくることを予測できず、迎え撃つ態勢ができていなかった光秀は、「間」を制することができなかったわけです。

戦国の世は、「間」の悪さが文字通り命取りになる、一触即発の時代でした。

武将に求められていたのは、この「間」を制する才覚です。移動や情報伝達に時間を要する時代でしたから、「間」を詰めるタイミングを間違えることは許されなかったのです。

現代は、電話もメールもあり、新幹線も飛行機もあって、ここぞというときに「間」を詰めるのは容易になりました。こんなに便利な時代に、その「間」を逃すのはもったいないことです。

「間」を詰めるとは、まさに時間と空間を詰めること。

できることはどんどん進め、タイムラグをつくらないようにしましょう。

仕事であれば、現場に出向くなどして関係者と直接コミュニケーションを取ります。どんな用事もメールで済ませる人が増えてきましたが、困難な仕事を成し遂げるには、時間と空間という「間」を共有しなければ不可能です。

現代は、さまざまなコンタクト手段がありますが、その都度、直接、会いに行ったほうがいいのか、それとも電話や手紙がいいのか、または、メールがいいのか、それぞれの特性を理解して、適切な手段を選びたいものです。

「間」の詰め方もさまざまです。どんな形でチャンスがやってくるか分かりませんから、常に自分を取り巻く「間」を意識して、勝負の「間」を逃さないようにしましょう。

人間関係という「間」

人間関係もまた、「間」で成り立っています。

まず一本の線をイメージして、自分と相手とのあいだに、どのくらい「間」があいているかを考えてみましょう。

好きな相手なら、その「間」はほとんどあいていないはずです。しかし、「すき間」がないほど詰まっていたら、いずれ息苦しくなるときがくるでしょう。文字通り、息が詰まってしまいます。

夫婦や恋人であってもある程度の「間」は必要です。ましてや友人や仕事上のパートナーであれば、なおさらです。それが、関係を長持ちさせる秘訣です。

もし、知り合った当初はうまくいっていた関係が、最近うまくいかないと感じている人は、一本の線をイメージして、「間」が詰まり過ぎていないか、考えてみてください。

適切な「間」が保てないと、相手のことが見えなくなってしまいます。自分にとっても相手にとっても、心地よい「間」を探してみましょう。

反対に、苦手な人とは距離を取りがちです。つまり「間」があいている。

仕事やプライベートで、避けられない関係なら、「間」をあけ過ぎないほうがいいでしょう。あけ過ぎると、後々、不都合が生じます。

しかしそうは言っても、嫌なことは遠ざけたくなるものです。コンタクトを取らなければならない相手なのに、嫌な気持ちがあると、後回しにしてしまいがちです。そのために、余計、相手を怒らせる結果となり、トラブルが起きやすくなります。

嫌いな相手ほど、「間」を詰めておくのです。「間」があけばあくほど、その「間」を詰めるのが困難になります。

反対に、「間」を詰めておけば、それはすべて、あなたの〝手の内〟になります。トラブルも起こりにくくなりますし、問題が起こりそうなときにも、事前に察知でき、自分自身で状況をコントロールしやすくなります。

苦手な相手と「間」を詰めるのは、感情的にも穏やかではいられないでしょう。しかし、実際にトラブルが起きれば、不本意な謝罪をすることになります。それを考えれば、日頃から、相手のことが視野に入る程度に「間」を詰めておくほうがいいことは明らかです。

それが人間関係という「間」を制するコツです。

不快な「間」を放置しないことが人生を好転させる秘訣

自分を取り巻く「間」をできるだけよいものにしていくことが必要ですが、その際、重要なのは、不快な「間」を放置しないことです。

多くの人は、そこを見落としがちです。「間」が悪い状況も、「しかたない」とか、「ツイてなかった」などと、まるで「運」であるかのように捉える人がいます。しかし、繰り返すようですが、これは「不運」などではありません。

では、なぜ不快なのか、とことん考えてみてください。そして、どうすれば、その状態から抜け出せるのか、その対策を練るのです。

対策も講じずに、その状況を嘆くばかりでは、いつまでたっても「運」と思っているものに振り回されることになります。さらには、「幸運」さえ逃してしまうことになります。

「間」をよくするためには「準備」が必要

「間」のいい人たちは、その「幸運」を手にするために、自分自身のパフォーマンスを高めるための「準備」に余念がありません。

例えば、大リーグで長年活躍するイチロー選手は、試合前に毎日同じメニューで入念なストレッチを行い、打席に立ったときも常に同じ動作をルーティーンとして行っています。

また、サヨナラゲームでチームが沸いているとき、誰に体をぶつけられても衝撃を緩和させるよう力を抜いていると言いますし、普段から階段や雨の日の滑りやすい場所では細心の注意を払っているそうです。

「イチロー選手はあそこまでの努力をしているから超一流なのであって、一般人には到底、真似できるものではない」と思っているうちは、「幸運」を手にできません。

イチロー選手をはじめ、超一流と呼ばれる人々にとってそれは、努力というよりもむし

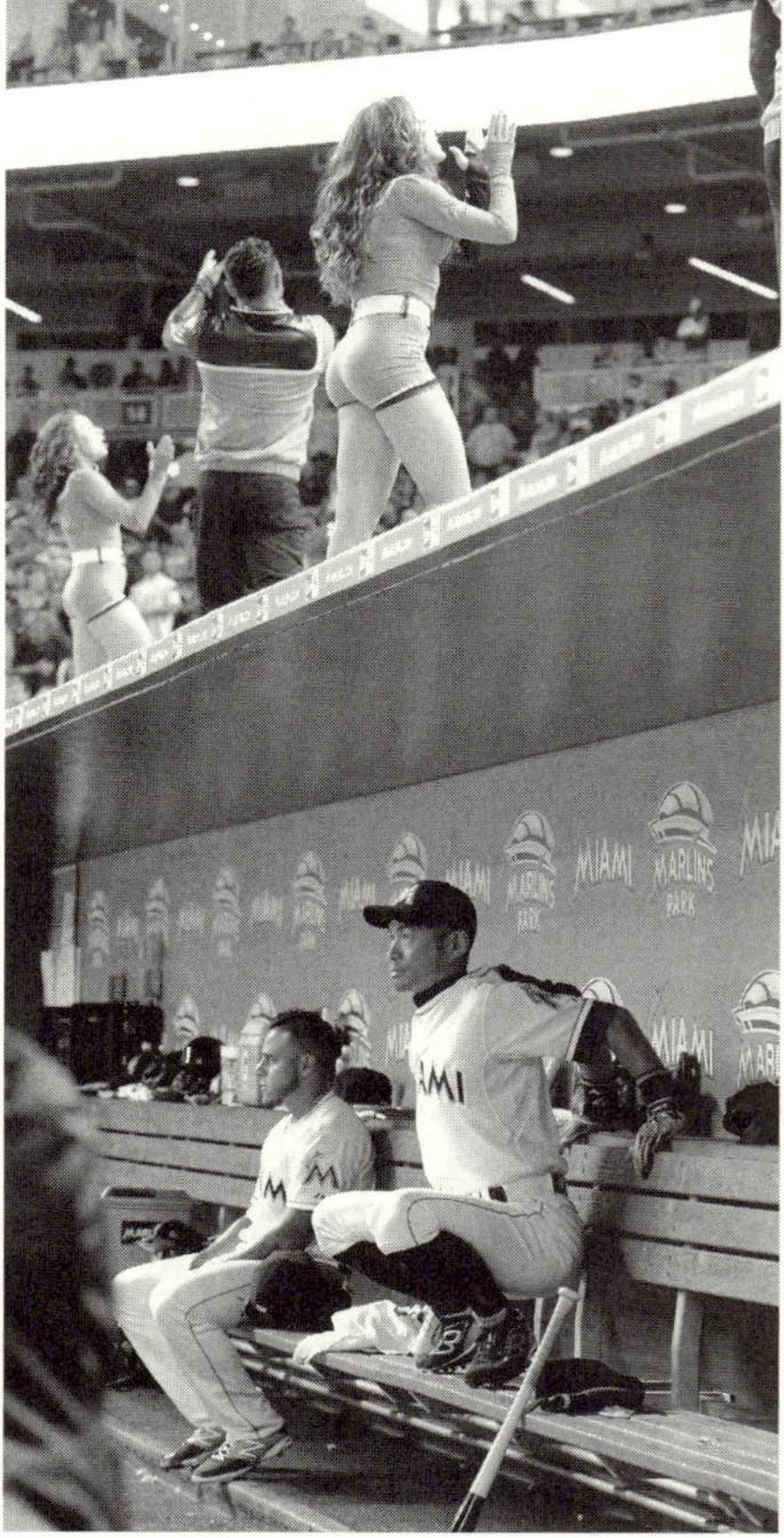

試合中でもベンチで入念にストレッチするイチロー
（Photo by AFLO）

ろ、そうせざるを得ない、そうすることが必然である、という準備のようなものではないかと思います。

しかし、それは、単なる「TO DOリスト」のような準備だけではありません。ミスを回避するだけでなく、高いレベルの成果を出す、という目的を持った準備です。そのためには考えに考え抜くことが欠かせませんが、それには時間もエネルギーも必要です。

それだけの労力を惜しまずできる人でなければ、超一流にはなれません。

最高のパフォーマンスを発揮できる「間」に身を置く

あなたがつい我を忘れて夢中になってしまうことは何でしょうか。それが仕事に直結していますか？　よく、好きなことを仕事にするといいと言いますが、人生のほとんどの時間は仕事をしています。今は、リタイアする年齢がどんどん上がっていますから、現役で活躍する時間も伸びています。その時間、熱意を傾けられない仕事に従事するのは苦痛ですし、ここで言う準備もままなりません。

それだけの準備ができる場所に、あなたは身を置いているでしょうか。

そうであれば、話は簡単です。あとは突き進むのみです。

しかし、そうでないのなら、今からでも遅くはありませんから、自分が熱意を持って取り組めることを探してみてください。

それさえ分からないという人は、日記をつけることをおすすめします。日記と言っても、構えることはありません。前述の「三行日記」を試しにつけてみてください。三カ月もすれば、自分が何に関心があるのか、傾向が見えてくるはずです。

しかし、今は不況で、仕事を選り好みするなんて不可能と思われる方もおられるでしょう。確かに、そういう側面もあります。

ですが、今すぐは難しくても、目の前にチャンスが来たときに、ここでご紹介したような本当の意味での「準備」ができていれば、その一瞬の「間」を逃すことなく、「幸運」をつかむことができるでしょう。

第二章　「間」がいい人に病気は寄りつかない

「間」がいい人は病気知らず

仕事やプライベートを円滑に進め、高いパフォーマンスを発揮するためにも「間」をコントロールすることが欠かせませんが、「間」の重要性はそれだけにとどまりません。

私がコンディショニングや健康管理を行うトップアスリートたちは、ケガも少なく、病気知らずです。また、医師として日々お会いする経営者の方々や学者、文化人など、多忙をきわめる人たちも、不思議なほど大病をしません。

前述したように、彼らは総じて「間」のいい人々です。常に自分の「間」を居心地のいい空間に変える力があります。

どんな場面でも、そのように「間」をコントロールできれば、自律神経も整い、病気も逃げていきます。

反対に「間」が悪い事態が続けば、自律神経は乱れます。そしてさらなる「間」の悪さを引き起こし、さらに自律神経のバランスが崩れていきます。それが積み重なれば、負のスパイラルが生じ、心身ともに不調を来たし、やがて病気を招きます。

自律神経のバランスを整えることが肝心ですが、前述の通り、自律神経を自らの意思で直接コントロールすることはできません。

しかし、自分自身の「間」を意識的に変えることはできます。「間」を良くすることで、自然と自律神経は整っていきます。

繰り返しますが、「間」とは、時間や空間を含めたあなたを取り巻く環境のことです。「間」の悪さを放置すれば、やがて積もり積もって心と体に無理が生じ、病気になります。ですから、まずは「間」の悪さを克服することが先決です。

「間」の悪さが血流を悪化させる

これまでお話しした通り、「間」が悪い事態に陥った瞬間、自律神経は大幅に乱れます。すると体内では、血液の流れが一気に停滞します。急激に血流が悪化するのです。するとどうなるか。

これを説明するために、まずは血流の働きについてお話ししたいと思います。

私たちの体にある約六〇兆個の細胞、その一つひとつが正常に働くためには、酸素と栄養が必要です。これらを送り届けるのが血流の役割です。同時に、これらの細胞の排泄物を体外に送り出すルートにもなっています。そして、病原体などの異物やがん細胞をやっつけるための免疫細胞も運んでくれます。

つまり、血流が悪化すると、細胞に栄養が行き渡らず、臓器の働きが低下し、さらには免疫力も下がってしまうのです。

ですから、日常生活でたびたび「間」の悪い出来事が起こるという人は、慢性的に血流が低下している可能性が高いと思います。仮にマッサージなどでコリをほぐして一時的に血流を促進しても、根本的な原因である「間」の悪さが改善されない限り、血流の悪化は防げません。

逆に、血流不足の人は、脳へも十分な栄養と酸素が送られていませんから、脳の機能が低下して、忘れっぽくなったり、無駄足や二度手間などが多くなるのではないでしょうか。

このように、血流の悪化が「間」の悪さを招くという逆の関係もあります。

いずれにしても、「間」の悪さを克服することが、さらなる血流の悪化を防ぐことになりますから、どんな些細なことも見過ごさず、「間」をよくする生活習慣を心がけましょう。

「間」をよくするための習慣は、第四章にて具体的にご紹介しますので、そちらをお読みください。

怒りが「間」を乱し、寿命を縮める

第一章でもお話しした通り、怒りは「間」の悪さを招きます。しかも、その影響は自分自身だけでなく、周囲にも伝播《でんぱ》します。

例えば、会社のなかで上司が部下を叱責《しっせき》するとき、怒られている人以外も、どことなく居心地が悪くなりませんか？　怒りは、その場に流れる「間」を乱します。常時、怒りが蔓延《まんえん》している空間では、常に緊張感が走り、交感神経が高まっている状態が続きます。怒りの負のエネルギーは、他者へも悪影響を与えるのです。

怒りは風邪のウイルスのように伝染します。イライラを募らせた人がいると、そのイライラは、周りにいる人にも伝わり、その人の自律神経を乱します。こうして、どんどん「間」が乱れていくのです。

ですから、自分自身が怒りをコントロールすることも大切ですが、怒りの「間」に遭遇したら、その場から離れることも一案です。怒りが蔓延した空間には、ただでさえトラブルが起きやすくなっているからです。

怒りがもたらす人体への影響は、一般的に考えられている以上に深刻です。人は激怒すると、全身に血液を行き渡らせることができなくなります。さらには、血液がドロドロになることも分かっています。

怒っているとき、交感神経の末端から興奮性の神経伝達物質であるアドレナリンが放出されますが、アドレナリンは血小板の働きを活発にして、血液を凝固させます。これが、血液がドロドロになる理由です。血流の悪化がもたらす健康への影響は前項で述べた通り、想像以上に大きいものです。

さらに、激しい怒りは交感神経の作用によって血管を収縮させます。狭くなった血管の内を赤血球や白血球などが激しくぶつかり合い、血管内皮細胞が傷つきます。すると血栓ができやすくなり、動脈硬化になります。動脈硬化は、心筋梗塞《こうそく》や脳梗塞、脳出血などを引き起こすリスクを高めます。最悪の場合は命を落とすことになります。

太り過ぎると「間」が悪くなる

「間」のいい人は、感情のコントロールだけでなく、食事のコントロールにも長《た》けています。ですから、あまり太っている人を見かけません。実は、太り過ぎは「間」が悪くなる要因にもなります。

なぜでしょうか。太ると腸の働きが落ち、その活動を支配する自律神経も影響を受けて乱れるからです。すると血液の質も悪くなり、血流も悪化します。これらが引き起こす全身への悪影響はすでに述べました。加えて、自律神経のバランスが狂うと、怒りや焦りなど、感情も乱れがちです。こうした負の感情が、さらなる「間」の悪さを誘発するのです。

太らないためにも、そして自律神経を整えるためにも、大事なのは一日三回の食事です。

ダイエットのために食事を抜いてしまうと、腸に刺激がいかず、自律神経の乱れにもつながり、さらなる「間」の悪い状況を引き起こしかねません。

栄養を摂るという観点だけでなく、腸を動かし自律神経のバランスを整えるために、一日三回、食事を摂ることは大切です。

トップアスリートだけでなく、経営者や学者、文化人も、一流の人ほど食事を抜きません。

毎食、豪華なメニューである必要はありません。よく、作家や女優さんなどの朝食がメディアなどで取り上げられますが、むしろ、質素と言ってもいいほどです。

共通するのは「定番メニュー」があること。朝食は、交感神経の働きを活性化させるためのスイッチにもなりますから、「これがあると安心」といった、いつものメニューで一日の活動をスタートさせてください。

カロリーオーバーが気になるなら、朝は一杯の水とヨーグルトだけでもよいでしょう。量よりは、何かしら口にして、腸を働かせることが大事なのです。

腸がよくなれば、「間」もよくなる

私は順天堂医院で便秘外来を担当していますが、なるべく薬を使わず、運動と食生活の見直しによって、根本から便秘を治していくことを目指しています。

強度の便秘の人には整腸剤を処方することもありますが、ヨーグルトの摂取でも改善が見られます。腸内の善玉菌を増やすのに役立つ乳酸菌を多く摂ることで、腸内細菌のバランスが整うからです。すると、自律神経のバランスも整ってきます。

便秘が解消すると、冷えがよくなったり、頭痛が治ったり、元気が湧いてきたりするのはそのためです。腸の消化吸収がよくなるので、糖尿病や高血圧の薬の効き目もよくなります。

最初は女性の患者さんが多かった便秘外来ですが、最近では全身の調子が上向くことが評判となり、男性の患者さんも増えました。全身を流れる血液の質や、血流が改善するので、すっきりと痩《や》せて、肌の色つやもよく、若々しくなる方が多いです。実際、便秘が治るだけでなく、全身の健康状態が良くなったと、うれしいお声をたくさん頂いています。

ちなみに、便秘が解消されると女性の更年期による不定愁訴も改善します。健康診断や人間ドックで特に悪いところがないのに、何だか調子がすぐれないという人も、腸の状態を調べてみることをおすすめします。

話を元に戻しますが、あなたがもし太り過ぎているのなら、過激なダイエットをするのではなく、一日三食の食事で腸の働きを整えることから始めましょう。

量は腹八分目を目指すくらいの節制で十分です。無理なダイエットや面倒なカロリー計算は、リバウンドや三日坊主に陥るだけです。

慌ただしい朝こそ、朝食を摂るのを習慣にしましょう。副交感神経のレベルが上がり、腸がよく働き出して、焦りや不安にかられることも少なくなるはずです。

そして余裕のある落ち着いた行動で、「間」を制することができるようになります。

腸内環境という壮大な「間」

近年、「腸内フローラ」という言葉が注目されています。腸内フローラとは、腸内細菌叢《そう》（腸内に存在する細菌の生態系のこと）を言います。腸内には、実に約一〇〇〜五〇〇兆匹以上の細菌がすんでいます。まるで宇宙のような壮大な「間」です。

生物の生態系同様、健康的な腸を維持するには、細菌の種類の多様性が重要です。つまり、なるべく多くの種類の細菌が豊富に存在することが好ましいのです。これらの細菌を分類すると、人間にとって有益な働きをする善玉菌と、悪い影響を与える悪玉菌、その時々に応じて優位なほうに味方をする日和見菌《ひよりみ》の三種類に分かれます。

腸内フローラは、宿主である私たちが受けるストレスによって、その質が変化します。ストレスを強く受けている状態＝交感神経が優位な状態のときに悪玉菌が増え、それに伴い、日和見菌が加担します。

さらに、ストレスだけでなく、一日の時間帯によっても左右されます。不規則な生活になりやすい夜勤時の看護師の腸内フローラを調べたところ、平常時よりも悪玉菌が優勢になっていました。

腸内フローラが悪玉菌優勢になると、健康を害するだけでなく、精神にもダメージを与えます。腸内環境が悪化すれば、血流が不足し、脳に十分な酸素を送ることができず、負荷がかかるからです。

普段、自分の腸を意識することはほとんどないかもしれませんが、腸内環境も「間」の一つと捉え、腸にとってストレスを与えるような食生活や生活習慣を改めましょう。

ちなみに、腸内フローラの質をよくする食事のポイントは三つです。

① 「善玉菌」を摂る
② 善玉菌のエサとなる「食物繊維」を摂る
③ 悪玉菌の増殖を抑制する「納豆」を食べる

代表的な善玉菌として、ヨーグルトに含まれる乳酸菌やビフィズス菌がよく知られていますが、これらは体外に排出されやすいため、腸内に長くとどまりやすい漬物に含まれる乳酸菌（植物性乳酸菌）がおすすめです。

さらに、これらの善玉菌の活動を支える食物繊維の摂取も必要です。具体的には、バナナや大豆、海藻などです。

加えて、悪玉菌の増殖を抑えることもポイントです。納豆に含まれるジピコリン酸に、その働きがあることが分かっています。納豆は、善玉菌のエサとなる食物繊維も含まれていますから一石二鳥です。

「間」の悪さが便秘を悪化させる

私はこれまで、順天堂医院の便秘外来で二万人以上の患者さんを診てきましたが、その経験を通して、「間」の悪さは、便秘の原因にもなると考えるようになりました。

便秘とは、腸の内容物を移動させる蠕動《ぜんどう》運動の機能が低下し、便を排出することができなくなった状態のことです。この腸の蠕動運動をコントロールするのが自律神経です。この運動は副交感神経が優位なときに活発になります。例えば朝食後、歯磨きをしているときによく便意を催すのは、食後、一息ついてリラックスしているからです。

しかし、「間」の悪い人には、そもそもリラックスする「間」が少ないため、便秘になりやすいのです。

きちんと朝食を摂ることで腸が刺激され、副交感神経が優位になります。「間」が悪いと、朝食を摂るタイミングも逃してしまいますから、副交感神経が優位にならず、便秘になる可能性が高まります。食事の量は少なくても、何か口に入れることが大切なのです。それによって腸が刺激されるからです。

デスクワークが中心という方は、むしろ軽めにしましょう。私は、いつも朝食はコップ一杯の水と、バナナ一本、パン一枚と決めています。その程度の量でも栄養は十分です。量が多いと、吸収のためにたくさんの血液が使われ、脳に行く血液量が減るからです。脳に行く血液量が不足すると判断力が低下します。

また、前述のように朝食のメニューを決めていることもポイントです。何を食べるか決めてしまうと、いちいち考える必要もなくなりますし、時間の節約にもなります。それによって忙しい朝の時間にゆとりの「間」ができます。その余裕が、「間」の悪さを遠ざけ、便秘になりにくくなるのです。

たくさん噛《か》むと「間」がよくなる

日本人はあまりしませんが、メジャーリーガーは試合中によくガムを噛んでいます。これは自律神経を整えるためにも理にかなった方法です。どういうことかというと、ガムを噛むことで、下がっている副交感神経が優位になり、交感神経とのバランスがとれるのです。すると緊張がほぐれ、最高の投球やバッティングにつながります。

ガムを噛むというリズミカルな動作は、副交感神経の働きを促します。咀嚼《そしゃく》には、口の周りにある咬筋《こうきん》を使います。咬筋とは、口の奥に位置し、奥歯で食べ物を噛んだとき、手で触れるとふくらむ部分です。

通常、筋肉は交感神経に支配されているのですが、咬筋は副交感神経と密接に関与しています。だから噛んでいると気持ちが楽になり、体もリラックスするのです。

咀嚼は「間」の悪い事態を防ぐのにも有効です。

取引先へのプレゼンテーションなど、緊張する場面では、その直前にガムを嚙むと、副交感神経が優位になり、過度なプレッシャーが緩和されます。そのため自信を持って、自分の考えやプランをアピールしやすくなるのです。

反対に、早食いは、「間」の悪い事態を引き寄せやすいと言えます。慌てている状態によって交感神経を刺激するだけでなく、咀嚼回数が少ないため、副交感神経が優位になるタイミングを逃しているからです。

しっかり咀嚼すれば副交感神経が優位になり、また唾液が出て消化吸収を助けるので、胃腸にも負担がかかりません。腸に負荷を与えないということは、自律神経のバランスを保つためにも有効です。

咀嚼は、さまざまな点から自律神経を整え、いい「間」をつくり出します。

しかもよく嚙むと、ヒスタミンやセロトニンというホルモンが分泌され、脳内の満腹中枢を刺激します。太りにくい体にもなるのです。

では、どのくらい嚙めばよいかというと、一口につき二〇回ほどです。これはあくまで目安です。あまり意識し過ぎると、かえってストレスになってしまうので、ほどよい加減が必要です。

むくみは見た目だけでなく「間」の点でもNG

太り過ぎと同様、むくみも要注意です。

むくみとは、細胞に入った水分がうまく排出されず、たまってしまうことです。その原因としては大きく二つのことが考えられます。

一つは、水分摂取不足。むくんでいると水分をとり過ぎているように勘違いされますが、これは誤解です。逆に水分不足で起こります。つまり脱水で水分不足になるために、水分の循環が悪くなり、細胞に水分がたまってしまうのです。

コーヒーやお茶ではカフェインやタンニンが多く、大量に飲むことはおすすめできません。利尿作用もあるので、せっかくの水分が体外に排出されてしまいます。ある程度の量を摂取するには水しかないのです。

体を冷やさないよう、常温の水をペットボトルなどで常備し、のどが渇く前にこまめに水分補給をしましょう。のどが渇いたときにはすでにプチ脱水状態だからです。これだけでむくみはずいぶん解消されます。

もう一つの原因は、血流の低下です。血液は心臓から動脈へ送り出され、静脈を通って戻ってきます。この静脈で余分な水分や老廃物を回収するのですが、血流が低下するとそれがうまくいきません。

自律神経のバランスが乱れると、血流が悪くなるのは先にお伝えした通りです。交感神経が過剰に高まり、副交感神経が劣位になってしまうことで、血流障害が起こるのです。むくみが起こっていれば、自律神経も乱れていると考えましょう。そして、これは「間」が悪くなる予兆でもあります。

むくんできたら、「間」が悪いことが起こるかもしれないと気を引き締め、生活を見直したり、自律神経を整える呼吸法などを取り入れていきましょう。むくみケアは、「間」の賢いマネジメント術でもあるのです。

季節と季節の「間《あいだ》」は要注意

一般に、季節の変わり目になると風邪をひく人が増えます。多くの方は、寒くなったから風邪をひいたと思っているようですが、実はそうではありません。

秋から冬に移行するとき、交感神経が優位になり、副交感神経は劣位になります。すると白血球の一種である顆粒球《かりゅうきゅう》が増え、リンパ球が減ります。リンパ球が減ると、ウイルスや細菌への免疫力が低下するので、風邪やインフルエンザなどの感染症にかかりやすくなるのです。

季節の変化は自然の摂理でしかたのないことですが、自分を取り巻く「間」を意識していれば、その変化にも容易に気づきます。すると、体を冷やさないように衣類を調節したり、睡眠を多くとるよう心がけることができます。このように、風邪をひかないように先手を打つことが可能になります。

季節の移ろいにも心を傾けるゆとりの「間」を持つ。それがよい「間」をつくり、病気を遠ざけるのです。

気圧の変化が「間」を乱す

気圧が乱れる雨や台風の日に、不定愁訴を訴える人が多くなります。これは、気圧の変化が自律神経に影響を与えるためです。急激な気圧の変化は、自律神経のバランスを大きく乱します。すると判断力も鈍りますから、仕事でもプライベートでもミスを犯しやすく、「間」の悪い出来事が起こりやすくなります。

ただでさえ、雨や台風のときは事故も起こりやすい上に、判断力も鈍れば、重大なミスに発展しやすくなります。

こうした「間」の悪さを防ぐためにも、毎日、天気予報をチェックし、事前に雨や台風の到来を把握して、それに備えることです。

このとき、単に傘やレインコートを持って出かけるといったレベルではなく、その日の予定を変更したほうがよいかまで考えます。もし、外出するなら、どの交通手段にするかを検討したり、極力荷物を減らすといった工夫も必要です。

こうした周到な準備が、「間」の悪さを回避し、悪天候による体調不良も防ぐことができるのです。

更年期障害を悪化させる「間」の悪さ

めまいや動悸《どうき》、息切れ、ほてりなどの不定愁訴は自律神経失調症の患者さんによく見られる症状です。これらの症状を、閉経期の女性が訴えるとたいてい「更年期障害」と診断されます。更年期障害の原因として、女性ホルモンの「エストロゲン」が減少することが挙げられます。しかし、エストロゲンが減少していても、更年期障害の症状を感じない人もいます。その差はいったい、何でしょうか。

実は、自律神経の乱れが更年期障害を悪化させることが、近年の研究から分かってきました。

自律神経の乱れと「間」の乱れは密接に関係していますから、「間」を乱さないようにすることが、更年期障害を悪化させない秘訣になるのです。

そのためには、心地よい「間」を意識して整える必要があります。心地よい「間」とは、繰り返し述べるように、きちんと整理整頓された空間で、時間に追われずゆったりと過ごすことができる状態のことですが、それだけでなく、人間関係という「間」も重要です。

特に女性はコミュニケーション能力が高いために、人間関係も密になりやすいという傾向がありますから、人付き合いの上で、トラブルを抱え込みやすいところがあります。こうしたストレスも自律神経の乱れにつながります。

前述したように、人間関係においても、適度な「間」を保つことが大切です。ときには、その人間関係を手放すことも必要になることがあります。自分にとってよい「間」をつくり出すためにも、苦しいと感じる人付き合いは、固執することなく、距離を置いてみましょう。

不規則な生活が「間」を悪くし、病気を招く

現代人は、交感神経が異常に優位で、そして副交感神経が劣位になり過ぎています。交感神経が過剰に高まるのは、怒りや妬み、不安や恐怖などネガティブな感情が原因となることが多いのです。何かに執着し、やみくもに頑張ったときにも異常に高まります。

一方、副交感神経が劣位になり過ぎてしまうのは、不規則な生活や睡眠不足、疲労、偏った食生活、精神状態や環境の変化などが原因です。

私がコンディショニング指導をしているゴルフ選手の自律神経の状態を見ると、長いパットを沈めると、次のホールのパットでは良いイメージでプレーできるので、副交感神経のレベルが上昇しています。

しかし短いパットを外してしまうと悪いイメージを引きずり、次のパットで交感神経のレベルが上昇し緊張してしまいます。

このように、自律神経はいとも簡単に変動し、パフォーマンスにも影響を与えます。

自律神経が乱れた状態を放置すれば、仕事上の成果が上がらないだけでなく、体にも不調が出てくるようになります。

睡眠不足によって「間」は大きく乱れる

現代人が自律神経のバランスを崩す大きな要因として、不規則な生活が挙げられます。残業や飲み会、または夜中にインターネットやテレビなどを見ていると、交感神経ばかりが刺激され、副交感神経は優位になるタイミングを失ったままになってしまいます。

さらに、これらの生活習慣によって、睡眠時間が削られていきます。慢性的な睡眠不足は、副交感神経のレベルの低下をもたらします。

すると副交感神経がつかさどる血流が低下し、日中たまった疲労が回復しないだけでなく、脳の機能も低下します。翌日、仕事の能率が落ちたり、体がだるくて行動力が低下し、「間」の悪さを呼び寄せてしまいます。

パイロットや軍の指揮官などが、睡眠を義務づけられているのはそのためとも言えます。

スポーツ選手も海外遠征して時差で睡眠不足になると、試合で実力を発揮できません。睡眠不足を侮ってはいけないのです。

人生のうち、三分の一から四分の一は睡眠時間です。寝ているあいだ、意識はないので、ほとんど顧みられることがありませんが、一流と言われる人々は、この時間を決しておろそかにしません。

例えば、経営者の人々が飛行機に乗るときに、ファーストクラスやビジネスクラスを選ぶ理由は、接客やサービスの良さだけではありません。むしろ、重視しているのは睡眠環境という「間」です。目的地に到着した瞬間から仕事に取り掛かれるように、移動時間でしっかり睡眠をとり、体を休めるのです。これらのシートは決して安い値段ではありませんが、それだけ睡眠に対して価値を認めているということです。

ちなみに、副交感神経は男性で三〇代、女性で四〇代から急激にそのレベルを落とします。若い頃に比べて睡眠不足が体にこたえるようになるのは、そのためです。

若いときの生活習慣から抜け出せない人は、年を重ねるごとに「間」の悪いことが増えたと実感されているのではないでしょうか。

睡眠不足が副交感神経のレベルの低下をもたらすのは、自律神経の本来のリズムを無視した生活をしているからです。

通常、夜の時間帯に副交感神経が優位になるところ、仕事をしたり、インターネットをしたりして、交感神経を刺激することをしていると、副交感神経が優位になるタイミングを逸してしまいます。

夜遊び、夜更かしもたまにはストレス発散になりますが、続けてしまうと生活の質を確実に落とします。夜の付き合いは減らし、寝る直前にはインターネットやテレビから離れましょう。二時に寝ている人は一時、一時に寝ている人は一二時と、少しずつベッドに入る時間を前倒しにして、睡眠時間をとるようにしてください。休息時間という「間」を確保することが、「間」の悪さから脱出するカギです。

「間」の悪さを助長する携帯やスマホ

携帯電話やスマートフォンは非常に便利な反面、「間」を乱す元凶でもあります。

フェイスブックやLINEなどSNSの普及により、いつどんなときでも連絡が取れ、居場所が分かってしまう時代になりました。

連絡が取りにくいというイライラはなくなりましたが、刻一刻と情報が飛び込んできて、それを確認しては一喜一憂。「即レス（即、返事）」が求められる現代ですから、こちらの状況や気分などお構いなしに連絡が来ては、すぐに返事をしなければなりません。

朝起きてから夜寝るまで、一日のすき間というすき間を、ほぼSNSに割いている人も多いのではないでしょうか。

その証拠に、電車のなかはもちろん、街を歩きながら携帯やスマホを操作している人をよく見かけます。

こんな風に自分のペースを乱され、車や人の往来のあるような危ない状況で携帯やスマホに気を取られ、指先で細かい操作をすることを繰り返していたら、「間」の悪い事態が起こるのは当然です。

また携帯やスマホの画面から出るいわゆるブルーライトは、自律神経にも悪影響を与えます。睡眠障害が起きると言われ、その点でも「間」の悪さを助長してしまいます。

携帯やスマホを使うなと言うのではありません。ほどほどに付き合うことが肝心です。

深酒は「間」の悪さをもたらす魔物

お酒の飲み過ぎも「間」を乱す生活習慣です。

分解しきれなかったアルコールが体内に長時間残ると、アルコールは一種の興奮剤ですから、交感神経が刺激され、血管が収縮します。そして副交感神経の働きは低くなります。その上、アルコールを分解するときに大量の水分が使われるので、脱水状態にもなります。血管収縮で血流が悪くなっているところに、脱水でドロドロになった血液が流れると、血管内皮を傷つけます。

体は脱水を起こすと、細胞それぞれが抱える水分をこれ以上減らさないようにするため、血管との連絡口を閉じてしまいます。こうして細胞が守りの状態になると、末梢の血管は水分が不足し、血流が極端に悪くなります。

そして心臓や脳など大切な臓器への血流を確保するため、交感神経が優位になって末梢の血管を収縮させます。

　お酒を飲み過ぎると疲労を強く感じたり、頭が痛くなったりするのは、こうして起こる血流不足のためです。
　一、二杯程度のワインはポリフェノールなどの働きで健康を増進するのですが、過度な飲酒を続けるのは高血圧や動脈硬化、脳梗塞などの病気を知らず知らずのうちに進行させる、最悪の「間」の悪いシナリオを自ら描いているようなものなのです。
　二日酔いで睡眠不足のときに、発注ミスや約束のすっぽかしなど、仕事で命取りになりかねない「間」の悪さに見舞われるのは、副交感神経がダウンして交感神経が過剰に優位になり、集中力を欠いているのですから、当然と言えば当然の成り行きです。

　どんなに気をつけているつもりでも、深酒や睡眠不足で起こってしまった体内の変化は止めようがないからです。

　二日酔いがもたらす「間」の悪さを回避するには、飲んだ酒と同量の水を飲むことをおすすめします。

　水を飲んでおくと深酒で起こる脱水症状を避けられ、ドロドロの血が血管の内皮を傷つけるのを防ぐことができます。水を飲むと「胃結腸反射」を誘発し、アルコールによって腸の働きが麻痺《まひ》するのを防ぐので、気持ち悪くなってしまうのも防げます。

また、夜遅くまで飲み、寝不足のときは、寝起きに必ずコップ一杯の水を飲みます。これは睡眠不足のときに起きがちな副交感神経のレベルの低さを上げるためです。水で腸管が動くと、副交感神経も刺激されるからです。すでにお話ししたように、自律神経のよいバランスとは、交感神経と副交感神経の活性が両方とも高いレベルであることです。よく寝ていれば、朝食を摂ることで副交感神経は自然とそのレベルが上がってくるのですが、睡眠不足だとそれがうまくいきません。寝起きの一杯の水を、ぜひ実践してみてください。

ちなみに、よく言われるように、お酒を飲んだら、その夜はお風呂に入ってはいけません。心筋梗塞などのリスクが格段に高くなるからです。お酒を飲むと、脱水状態を招きます。そんなときにお風呂に入ったら、汗をかき、さらに脱水がすすんで一層ドロドロの血になり、極端な血流の低下が心筋梗塞を招きます。特に四三度近い熱めのお風呂は危険です。どうしても入りたいときは、最低でもコップ二杯の水（五〇〇cc程度）を飲んでから、四〇度ほどのぬる目の湯に、短い時間入るようにしましょう。

間食は「間」にとって是か非か？

間食をすることが良いか悪いか。さまざまな考え方があるでしょうが、自律神経の観点からすれば、「良い」と言えます。

近年は糖質オフブームや、一日一食ブームなどで、一日に五回も六回も食べ物を口に運ぶことはよしとしない風潮があります。しかし、自律神経からすれば、空腹という飢餓状態は、交感神経を過剰に優位にします。ピンチが訪れてイライラしているとき、空腹だったら余計に「間」の悪い行動をとってしまいかねません。

食べ物を口に入れると、唾液が分泌されて腸などの消化管が刺激され、副交感神経のレベルが高くなってきます。気分がイライラしたときに、おやつを食べると心が落ち着くのはそのためです。

私はちょっと小腹がすいたら、おやつをつまみます。甘い食べ物は急激に血糖値を上げるから良くないと言われますが、少しだけならむしろ血流をよくし、自律神経も整って前向きな気持ちにさせてくれます。

ただし、甘い物を食べると、その後、血糖値がガクンと下がって眠くなったり、血糖値が乱高下するのが良くないというのは事実です。

要は、食べ過ぎなければいいのです。

板チョコのひとかけらは二〇キロカロリー以下です。これを三日に一度くらい食べたって、たいした問題はありません。

それより、ストイックに制限し過ぎて自律神経を乱したり、空腹感に耐えられなくなって、もっと糖分の高いお菓子を一気に食べるくらいなら、過剰なストレスがかかる前に、ほんの少し間食したほうがいいのです。

プロのモデルは、間食がとても上手です。朝、昼、晩の食事を五割程度にしておいて、頻繁に間食しています。経験上、それがいちばん太らないから行っているのだと思いますが、腸の働きをよくし、摂った栄養素を脂肪に変えないという点で、医師の目から見ても理にかなっていると思います。

ただし繰り返しますが、量はほんの少しです。間違ってもポテトチップスを一袋空けるようなことはありません。あくまでホッと一息つく程度。具体的に言えば一口、二口といった量です。

プロのモデルは過酷な環境でのロケや、長時間のスタジオ撮影など、精神的にも肉体的にもストレスがかかる、見た目よりずっと大変な仕事です。

フォトグラファーと呼吸を合わせて「間合い」を取り、シャッターチャンスが来たときに、最高の美しさでポーズを決める瞬間の芸術です。この最高の「間」をつかむことができなければ、一流のモデルとは言えません。

間食の話から、モデルの「間」の取り方の話になってしまいましたが、これはどんな仕事にも共通するのではないかと思います。

間食のタイミングを計るのも、取引先との良好な「間」を築くのも、意識的に行わなければ、うまくいきません。

しかしほんの少し、意識を傾けるだけで、これらの「間」を上手にコントロールすることができるのです。

「間」を制することが老化予防にもなる

日本は世界に誇る長寿国です。誰もが人生の最期まで寝たきりにならず、できることなら生涯現役で健康を維持したいと願っています。

だからこそ、今はさまざまな老化予防法が花盛り。サプリメントや運動法、点滴などの栄養療法などを行うクリニックも増えてきました。レーザーなどでシミやシワを取る人は、女性だけではなく、男性も多くなっていると聞きます。それだけ、見た目は、内面の若さに通じるということです。

しかし、そのような老化予防法は玉石混淆《こんこう》なのが現状で、あまたある情報から、自分に合った安全な方法を見つけ出すのは至難の業です。

一方、「間」の悪さを克服すべく、自分の心と体と対峙《たいじ》していると、自然と若々しい心と体、外見を得ることができます。その理由も自律神経にあります。

「間」をコントロールするということは、そのとき、その場、そこにある人間関係のなかで、ベストのコンディションであること、そしてベストの成果を上げることにほかなりません。どんなときもおごらず、高ぶらず、逆に自分を卑下することもなく、甘やかしもしない。

このような「間」のいい状態は、自律神経がベストの状態、つまり交感神経と副交感神経がともにレベルの高い状態のときに生まれます。

このような状態を常に維持していれば、元気で、自信がみなぎっているように見えます。つまり、「間」のいい人を目指すことが、そのまま老化予防にもなっているのです。

老化予防の根本は、細胞の活性化です。約六〇兆個の細胞からできている私たちの体は、一つひとつの細胞が生き生きとエネルギッシュであれば、若々しくいられます。

そのカギは、細胞内に存在するエネルギー工場であるミトコンドリアが活発に活動することです。ミトコンドリアを活性化するには、ゆっくりと深い呼吸で、常に酸素をたっぷり供給しなければなりません。

また、その酸素や必要な水分、栄養素を細胞に届けるのは血液です。血液の質そのものがよく、血流が滞らずサラサラと流れているのが、細胞活性化の絶対条件です。

さらには、その血液をつくり出す大元である腸内環境を整えることも重要です。食べたり飲んだりして取り込んだ栄養素を、いかに良質な血液に変換できるかは、腸内の常在菌のバランスにかかっています。

酸素、血流、腸内環境。健康で若々しくあるためのすべてを担うのが、自律神経です。自律神経が乱れると、呼吸が浅くなり、血流が悪くなり、腸内環境が悪化します。すると、私たちの細胞はエネルギーを十分につくり出し、活動することができません。だから、疲れて「間」の悪い状況を引き起こすのです。それが積み重なって老化を促進させます。

年齢とともに老化するのは自然の摂理です。しかし、自律神経のコントロール法を知れば、そのスピードを緩やかにすることは可能です。

このように、「間」の悪さを克服することで自律神経が整い、見た目も若々しくなるのです。

第三章 「間」がいい人の思考法

「間」がいい人はミスをしてもそれを上回るリカバリー法を知っている

ここまで、「間」の持つ力やその重要性についてお伝えしました。本章では、具体的に、「間」のいい人々、つまり「間」を日常的に操っている達人たちの思考法を通して、「間」をコントロールするための方法をお話ししたいと思います。

私たちは、仕事上のトラブルや人間関係のいざこざなど、日々、さまざまな「間」の悪さを経験しています。トップアスリートや超一流と言われる人々は、「間」がいいと言いましたが、それは、まったく失敗をしないということではありません。

ちょっとしたミスは誰にでもあります。それを完璧に防ぐことはできません。完璧主義に陥るとかえって「間」が悪くなります。

彼らがすごいのは、そのミスを補って余りあるリカバリー法を知っているということです。「転んでもただでは起きない」と言いますが、転んだときに、成功の芽をつかんで立ち上がるといった感じでしょうか。

彼らをそばで見ていると、時間と空間という二つの「間」の使い方が非常にうまい。時間を無駄にしませんし、空間も整理されて、作業がしやすい状態です。

そんな彼らは、そもそもミスをすること自体少ないのですが、それでも思わぬトラブルが起こったときには、いつも以上に冷静になります。交感神経だけでなく、副交感神経のレベルも高いために、緊急時でもわりと落ち着いています。

そして、トラブルを最小限に抑えるべく、「対症療法」ではなく、根本的な原因まで掘り下げて考え、二度とその失敗を犯さないように手を打つのです。今回の失態だけでなく、その先も見据えて、解決策を講じるのです。

この世に失敗をしない人などいません。そのときは、大きな痛手かもしれませんが、時間という「間」が、その出来事を成長のステップに変えてくれます。それに、失敗談というのは、時が経つと、笑い話になります。超一流の人々は、どんなにスケールの大きい失敗も、笑い飛ばせるくらいのゆとりの「間」を持っています。それが、周囲の人々を惹《ひ》きつけてやまない魅力となっているのです。

「間」のいい人の真似をすると「間」のよさが身につく

「間」をコントロールする技を身につけるのに、とても簡単な方法があります。それは、身近にいる「間」のいい人を観察し、真似することです。

「間」のいい人は、いつも朗らかで穏やかなのに、仕事はアグレッシブです。結果をコンスタントに出し、周囲から信頼と尊敬を集めています。それでいて、自らの失敗談も笑いにして包み隠さず話す、茶目っ気もあります。

そんな人は周りにいませんか？　具体的に顔を思い浮かべてみてください。

歴史上の人物や架空の人物ではダメです。身近にいる人、というところがポイントです。そして、なるべく自分と雰囲気が似ている人がいいと思います。あまりにもかけ離れていると、どこかぎこちなく、自分自身も居心地が悪いはずです。無理をするとかえって、自律神経は乱れます。

「間」のいい人が思い浮かんだら、その人の話し方と立ち居振る舞いを思い出してみてください。

おそらくその人は、これまで述べてきたような、「間」のいい人特有の、落ち着いた話し方やゆっくりとした動作をしているのではないでしょうか。

それを物真似するように、自分のなかに取り入れてみるのです。

例えば、話すときの目線、声の抑揚、「間」の取り方。そして、歩き方や身振り手振りなど。具体的に真似するほど効果があります。

これは伝統芸能や武術で言うところの「型」のようなもので、型を習得することで、心持ちまで変わってきます。

型が身についたら、自信が出てくるはずです。そして徐々に自分の「型」を見つけていくのです。難しく考えることはありません。おそらく、型を真似るうちに、自然と自分流にアレンジされていくはずです。

こうして「間」のよさまで自分のものになっていくことでしょう。

アスリートはどのように「間」をコントロールするか

スポーツにおいても、一流選手ほど「間」の重要性を熟知しています。勝負の「間」をつかめないようでは、とうてい勝ち上がることはできません。

例えばプロゴルファーは、試合で成績のいい選手ほど呼吸が乱れません。バンカーや目の前を木が邪魔するラフに入っても、ゆっくりとした呼吸で次の一打に臨んでいます。

一流選手に共通するのは、ショットとショットのあいだの歩くテンポが一定ということです。

決してせかせかせず、前打が仮にミスショットだったとしても、微笑《ほほえ》みをたたえながら、すっと背筋を伸ばして歩を進めます。

おそらく、一定のリズムを刻むことが心の平静を取り戻すことを、経験上知っているのだと思います。

しかし、スランプに入ると、こうしたリズムが崩れ、動きが一定ではなく、せかせかしてきます。こうして自分を取り巻く「間」が乱れていくのです。このとき、呼吸は浅く、副交感神経のレベルが低下しています。本来自分が持っているポテンシャルが発揮できなくなってしまうのです。

このようなときは、深呼吸をして、周りの景色を眺めてみましょう。空や雲、木々の緑や、流れる風に心を傾け、自分を取り巻く「間」を意識するのです。ほんの数秒で構いません。そうすることで心が落ち着き、再び、ゆっくりとしたリズムを取り戻せます。

自分の「間」を乱さないイチロー選手

野球でも一定のリズムを大切にしている選手がいます。それは、第一章でも取り上げたイチロー選手です。

試合前に毎日同じメニューで行う入念なストレッチも、打席に立ったときの一連の動作も、単なるげん担ぎとして行っているのではないでしょう。

呼吸を整え、自律神経を高いレベルに保ち、自分の「間」をつくり出しているように見えます。イチロー選手のプレーから目が離せないのは、そんな素晴らしい「間」がつくり出すオーラに魅了されるからだと思います。

イチロー選手はどんなに盗塁を繰り返しても肉離れを起こすこともなく、どんなに不自然な姿勢でボールをキャッチしてもケガをしません。

それは日々のトレーニングの賜物だと思いますが、技術的なことだけではなく、交感神経と副交感神経の両方をバランスよくアクティブにしているからだと思います。そうすることで、状況判断力が高まり、的確なプレーが可能になるのです。

イチロー選手は「間」をコントロールするエピソードに事欠きません。

例えば、雨でゲームが中断し、長時間、待機することになったときも、持参していた自分専用の枕で仮眠をとり、ゆっくり体を休め、ベストなコンディションを維持していたそうです。

枕などの寝具も、「間」をコントロールするための必須アイテムです。前述したように、睡眠は自律神経のバランスを整えるために重要です。自分の体になじむ寝具を選び、寝室を心地よい「間」にすることは、最高のパフォーマンスを得るためのベースとなります。

第一章で述べたように、「間」をコントロールしている人は「準備」に余念がありません。準備と言っても、持ち物のチェックや「TO DOリスト」といった表面的なことだけでなく、最悪の事態まで想定して、それを回避する方策まで含まれています。

そのレベルまで準備しているからこそ、滅多に「間」の悪い事態が起こらず、仮にトラブルに遭遇しても、余裕を持って対応できるのです。

ラグビー日本代表・五郎丸選手は「間」のファンタジスタ

二〇一五年ラグビーワールドカップで日本代表は南アフリカ、サモア、米国を破り、三勝を収めました。これまでラグビーに関心がなかった人もテレビの前に釘付けになったのではないでしょうか。私は学生時代にラグビーをしていたので、日本の活躍には大変興奮しました。

なかでも注目を集めたのは、祈りのような独特のポーズで見事なキックを決めた五郎丸歩選手です。

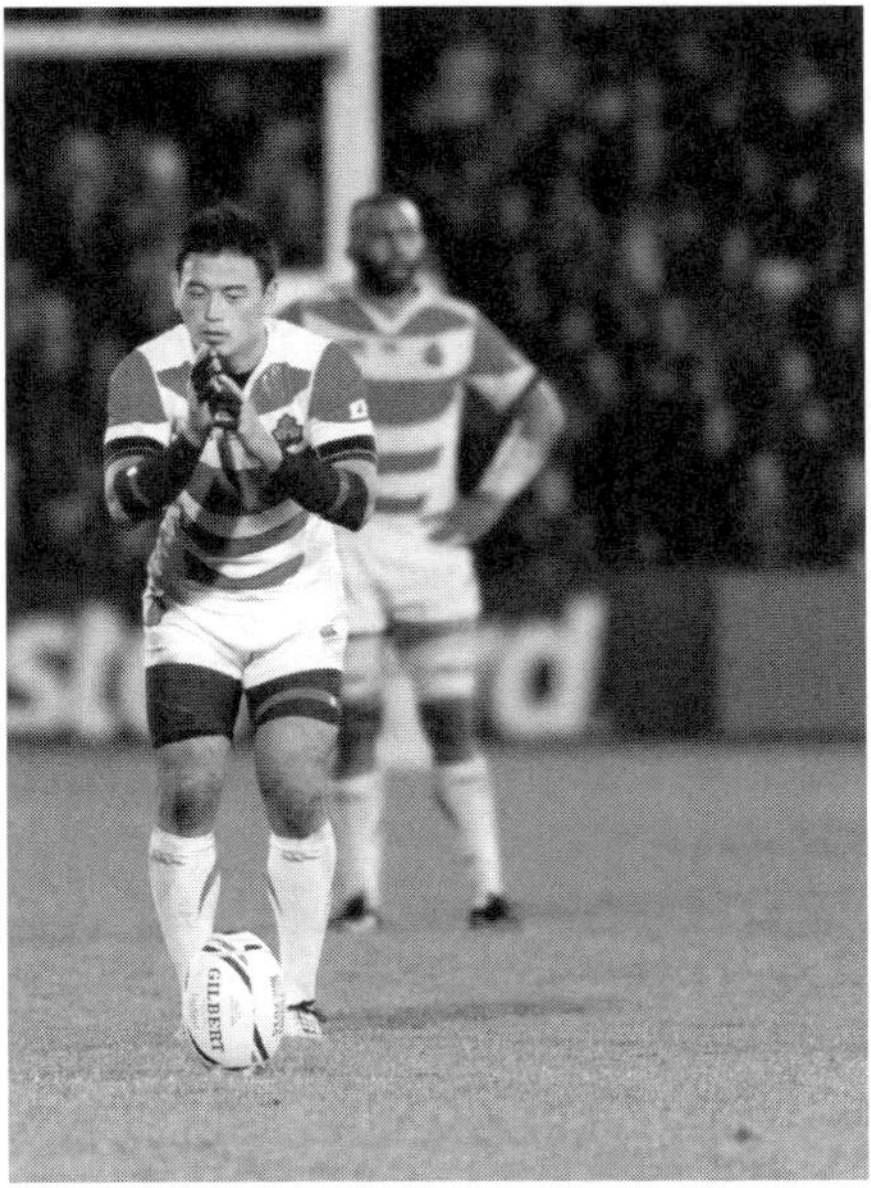

“五郎丸ポーズ”は自分の「間」をつくり出すためのルーティーン（Photo by Barcroft Media/AFLO）

イチロー選手がバッターボックスで行う一連のルーティーンのように、五郎丸選手のそれも、自分の「間」をつくり出し、自律神経のバランスを高いレベルで維持するのに一役買っています。特に、右手で球を押し出すようなイメージをつくり、両手を合わせて力を体の中心に集めるあのしぐさ。

自らのルーティーンを守ることで、たとえアゲインストな場面であっても、プレーに集中することができます。そして、パフォーマンスが飛躍的に高まる、いわゆる「ゾーン」の状態に入りやすくなります。

スポーツ選手は、技術や運動神経の良さだけでは一流になれません。

自分の「間」を乱されることなく、能力を出し切ることができなければ、あのような快挙は達成できません。そのような意味でも、ルーティーンを大切にする五郎丸選手は、超一流の選手であると思います。

ロナウド選手のフリーキックは「間」の芸術

サッカーでも「間」をうまくコントロールしていると思うアスリートがいます。ポルトガル出身のクリスティアーノ・ロナウド選手です。スペインリーグのレアル・マドリードに在籍し、世界のトッププレーヤーの一人とされています。

サッカーは運動量が多く、前半後半合わせて九〇分以上、ノンストップで動き続け、猛ダッシュで走らなければならないシーンも多い過酷なスポーツです。運動量が多ければ、当然息も上がり、自律神経も乱れやすくなります。

ところが、ロナウド選手のプレーは、どんなに運動量が上がってもブレがなく正確です。一八五センチという長身にもかかわらず、左右のバランスを崩さず小さいストライドでドリブルをつなげ、一気にシュートに持ち込むことができます。特に素晴らしいのはフリーキックです。

デビッド・ベッカム選手のような回転をかけるシュートと異なり、弾道の予測がつかない無回転のフリーキックを得意としています。ディフェンスとキーパーの脇《わき》を、時速一三二キロにまで達する弾丸のような球がすり抜け、ゴールネットに突き刺さるのです。

キッカーは、ディフェンスの配置やゴールキーパーの動きを予測し、ゴールを狙《ねら》わなければなりません。もちろんどこを狙っているかを悟らせず、裏をかかなければならないのですから、大変高度な心理戦です。当然、自律神経は交感神経と副交感神経の両方のレベルが高くバランスのよい状態でなければ、この「間」を制することはできません。

このフリーキックの瞬間の、ロナウド選手の「間」を制する巧みさといったら類を見ないでしょう。

私は、ロナウド選手がフリーキック前に仁王立ちして見せる一～二秒の「間」に注目しています。この瞬間、それまで上がっていた息を整え、自律神経のバランスを無意識のうちに取り戻しているのだと思います。

だからこそ、瞬時にキーパーとディフェンス、仲間の配置を見極め、描くべき理想的な弾道をシミュレーションできるのです。

ほんの一瞬でスイッチする自律神経の働きを巧みに操るロナウド選手のフリーキックは、「間」の芸術と言ってもよいでしょう。

一方、ロナウド選手と対照的なのがブラジルのプロサッカー選手、ネイマール選手です。

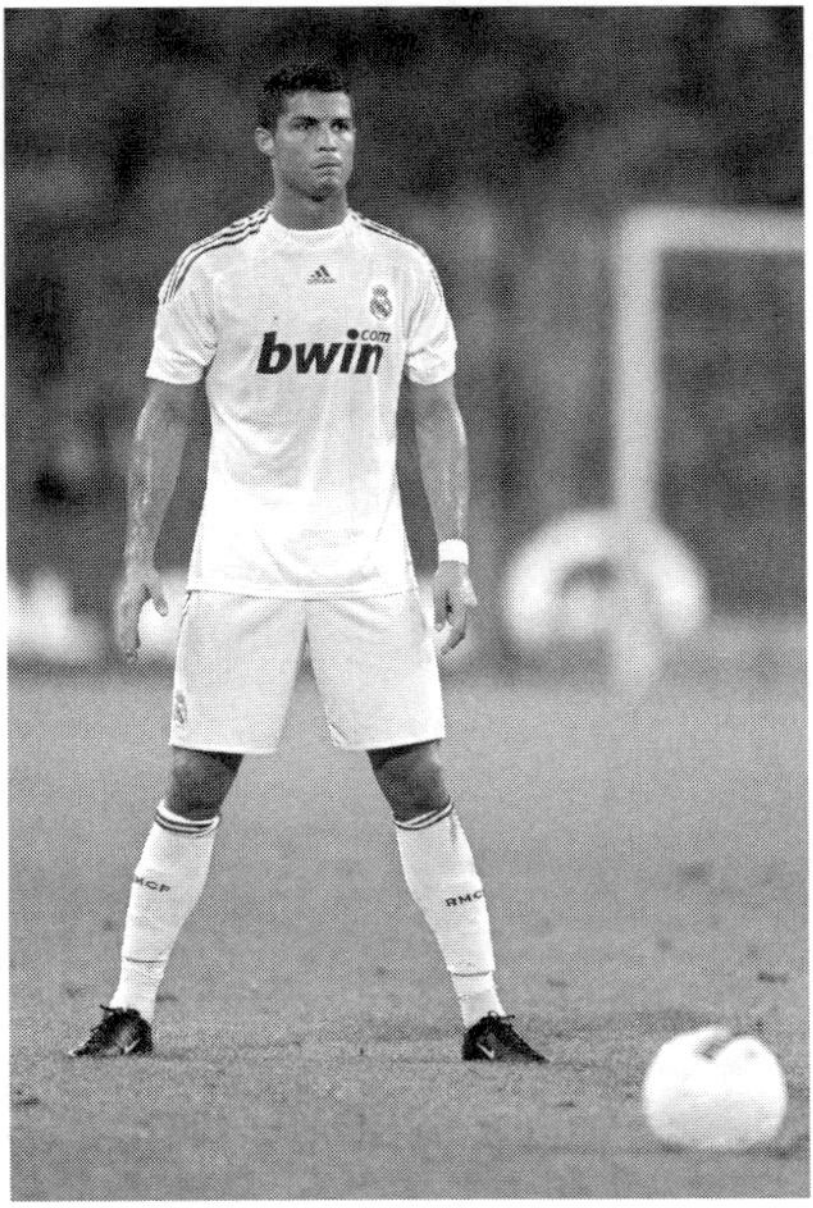

フリーキック前に仁王立ちするロナウド
（Photo by : picture alliance/AFLO）

二〇一四年のサッカーワールドカップ準々決勝のコロンビア戦で、相手チームの選手の膝が背中を直撃し、脊柱を骨折。準決勝に出場することができず、ブラジルは自国開催にもかかわらず四位と不本意な結果に終わってしまいました。

ネイマール選手にとって防げない「不運な」事故だったかもしれませんが、体と体が激しくぶつかり合うのが常のサッカー。ケガを避ける能力も名選手の証です。

ネイマール選手は、身体能力の高さから、非常によくピッチを動き回ります。ときにがむしゃら過ぎるとも思えるプレーも見受けられ、私はそのことが以前から気になっていました。

ロナウド選手のような「間」をうまく使った、メリハリのあるプレーではなく、いつも一〇〇パーセント全力で戦っているといったイメージです。

全力を出し切って何が悪いと思われるかもしれませんが、常時、一〇〇パーセントの力を発揮し続けることは不可能です。

一方で、ここぞという場面では、一二〇パーセントの力が求められます。そのためには、相手との「間合い」を読んで、攻めるときと引くときのバランスをとることが必要です。

最高のパフォーマンスとは、むやみにガッツのあるプレーではなく、勝負の「間」をつかんで、チームを優勝に導くプレーです。

「間」を乱されないための「ルーティーン」

さまざまなトップアスリートの事例をご紹介してきましたが、これはアスリートに限った話ではありません。これらの例から、自分の「間」をつくり出すためのテクニックを学ぶことができます。

仕事でも、自分にとってベストな状況のなかで行うというのは、なかなか難しいのではないでしょうか。例えば、予算が足りない、人員が不足している、時間が限られている……など、挙げたら切りがありません。

こうした自分一人ではコントロールすることが難しい要因に、いちいち文句をつけていても何も始まりません。

では、どうするか。そんなときこそトップアスリートに倣って、自分の「間」を整える

「ルーティーン」を見つけましょう。

イチロー選手が打席で行う動作、五郎丸選手の祈りのような儀式、ロナウド選手の仁王立ち……。これらは、本人が意図していなくても、自分の「間」を生み出すことに一役買っています。

深呼吸でもいいですし、リラックスできる色を身につけるということでも構いません。

例えば、スランプに悩んでいたモーグルの選手から相談を受けたときのことです。技術的には何の問題もなかったので、おそらくメンタル面で不調があるのだろうと考えました。その選手はファッションにも大変興味があったので、自律神経を整えるために、ウエアの色に着目しました。

自律神経を測定する機器を用いて、さまざまな色のサンプルを見せ、いちばん、自律神経のバランスがいい色を調べたところ、薄緑色であることが分かりました。そして、その色のウエアを着ることで、徐々に結果が出せるようになってきたのです。

これは測定器で調べなければならないわけではありません。確かに、測定器で調べたほうが信頼できるデータを得られますが、自分が落ち着ける色でよいのです。ポイントは、リラックスできるかどうかです。好きな色で選ぶと、交感神経のレベルを上げてしまう可能性があります。

現代人は、ただでさえ交感神経が過剰に優位になりやすい環境にいますから、これ以上、交感神経のレベルを上げるのではなく、下がっている副交感神経のレベルを上げることが大切です。

呼吸でも色でも、どんなことでも構いません。自分の「間」を整える、お守り代わりの「ルーティーン」を見つけてみてください。

マジシャンに見る「間」のコントロール術

職業的に「間」を巧みに操る人々がいます。

それは、マジシャンです。仕掛けを見破ってやろうと目を凝らしていても、見事なトリックに騙《だま》されてしまいます。今、日本で最も人気のテーブルマジシャン、前田知洋さんは「間」を操る達人中の達人です。

自律神経についても勉強熱心で、ロサンゼルスのテーブルマジック大会で優勝する前に、私の自律神経の講義を聴いてくださっていました。

前田さんは、穏やかで軽妙な語り口で、トランプを駆使した華麗なマジックを繰り広げます。誰も仕掛けを見破ることができず、ただただマジックの不思議な世界に魅了され、もっと見たい！　と虜《とりこ》になってしまいます。

至近距離にいる複数の観客を同時に騙すわけですし、絶対に失敗が許されないですから、さぞかし、マジシャンは緊張するものと思うでしょう。

しかし、前田さんは「間ジシャン」と言ってもいいほど、その時間と空間を操る天才です。最高の呼吸法で自分の緊張を緩和し、一方、マジックに隙を見せながら観客の緊張を誘い、呼吸を乱します。

つまりマジックは、手さばきではなく、「間」の駆け引きで行うのです。

実際、マジックを見ているときの私たちはどうでしょう。これから何が繰り広げられるのかドキドキさせられっぱなしで、カードがめくられる決定的な瞬間は、息が止まっていませんか？

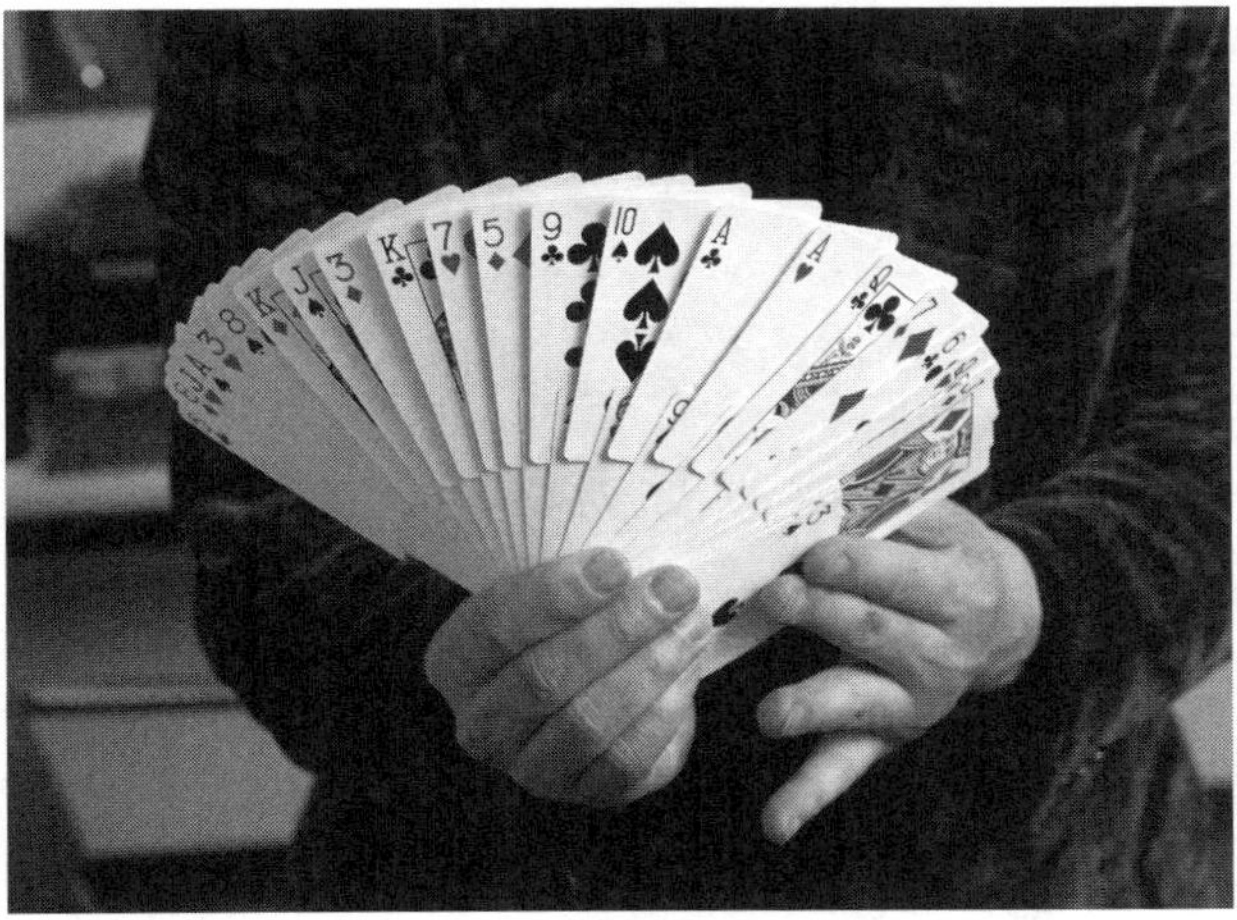

マジックは、手さばきではなく「間」の駆け引きで行う
(写真・渡辺広史/アフロ)

観客は終始、自律神経を乱されっぱなしです。それこそが、まんまと騙される秘密です。見ている人の自律神経を乱し、冷静さを失わせます。

一方、自分は完全なバランスで「間」をコントロールするからこそ、前田さんの芸は素晴らしいのです。

ターゲットの「間」を乱す詐欺の手口

マジックはエンタテインメントとして楽しめるものですが、この手法は、詐欺にも応用できます。

振り込め詐欺が、これだけ注意を呼び掛けてもなくならないのは、騙される人の「間」が相手の支配下にあるからです。

例えば、「早くしないと間に合わない」と言って、考える「時間」を奪う、そして、自宅という心落ち着ける「空間」から引き離して、現金を振り込ませる、もしくは犯人に手渡すようにする。最近では、地方に住む親や祖父母を東京まで呼び寄せて、現金を渡すようにするという手口も見られるようになりました。慣れない「空間」で、とても冷静ではいられないでしょう。

そのとき、騙される人の自律神経も乱れますから、まともな判断などできません。被害に遭ったことがない人は、なぜそんな大金を振り込んでしまうのかと不思議に思うかもしれませんが、巧みなテクニックを持つ人の手にかかれば、ころっと騙されてしまうでしょう。

しかし、詐欺までいかなくても、日常の駆け引きで自分の「間」が崩され、不利な事態に陥るのは、よくあることです。「時間」がない状況のなかで、なじみのない「空間」に身を置いているといった「間」が崩された場面では、決して、判断を急がないことです。冷静になるまで保留にする。つまり、「間」を置くのです。

自分は騙されやすいと自覚している人は、自分の「間」を乱されない術を身につけることが必要です。

ゆっくりの呼吸が「間」の悪さから抜け出すカギ

「間」の悪い状況にあるとき、確実に自律神経が乱れていることは、すでに述べた通りです。

「間」の悪い事態を一瞬で変えることは不可能ですが、自律神経は、一瞬にして改善することが可能です。

その方法とは、「呼吸」です。

「間」の悪いときというのは、過度なストレスがかかり、ピリピリと神経をとがらせているので、交感神経のレベルが過剰に高くなり、反対に副交感神経のレベルは過剰に低くなった状態にあります。

そのとき、呼吸は浅く、短くなっています。

心に余裕があるときは、一分間に一五回程度の呼吸なのに対し、焦って緊張しているときは二〇回以上となってしまいます。

「間」の悪い事態のとき、気がついたら息を止めてしまっていた、ということも多いのではないでしょうか？

この呼吸が浅くなっている状態では、冷静な判断力は失われていますから、さらなる「間」の悪さを呼ぶ可能性が高まります。失態を取り戻そうとして、逆に余計なことを言ったりして、墓穴を掘ってしまいがちです。

そこですべきは、呼吸を整えることです。ゆっくり息を吸って吐くのです。それだけで視界が開けたような感覚になり、何をすべきかが見えてくるはずです。

ゆっくりと呼吸をすると、副交感神経のレベルは上向いてきます。すると、キュッと収縮していた血管が広がり、滞っていた血流が促されます。

すると私たちの体を構成する約六〇兆個の細胞に酸素と栄養が行き渡るようになります。気分も落ち着き、頭がクリアになって、体も楽になってくるはずです。

たとえどんなに急な要件を頼まれても、居丈高な態度で相手が接してきても、自分の「間」を乱されることなく、冷静に手際よく仕事をこなせるようになるのです。

呼吸法というと、腹式呼吸ですか？　胸式呼吸ですか？　鼻から吸うのですか？　口から吐くのですか？　とよく聞かれますが、あまり難しいことを考える必要はありません。「間」の悪い状況では、そこまで意識する余裕はありませんから、自分がやりやすい方法でいいのです。

それでも、一つポイントがあります。

息を吸う長さと吐く長さを約一：二の割合で繰り返すのです。つまり吐く長さを、吸う長さの二倍、時間をかけて、細く長く行います。

私はこれを「ワン・ツー呼吸法」と呼んでいます。

これは「間」の悪いときだけ行うのではなく、疲れているときやリラックスしたいときなど、いつでもいいので、実践してみてください。とても簡単な方法なので、デスクワークをしながらでも、電車のなかでも、歩いていても、どこでもできます。

理想を言えば、胸部と腹部を隔てている横隔膜を上下させるよう、深い呼吸を行うと、さらに効果が上がります。

そうすることによって、息を吐くときに胸腔に内圧がかかり、静脈の血流をコントロールする圧受容体に圧力がかかります。すると副交感神経が刺激され、血管が開いて末梢の血流が良くなり、筋肉が弛緩してリラックスします。

次第に心が落ち着き、冷静な判断力を取り戻すことができます。

急いでいるときほどゆっくり動く

呼吸と同じくらい重要なことがあります。

それは、立ち居振る舞いです。とにかくゆっくり動くのです。

前述のように、試合で好成績を残すプロゴルファーをよく観察すると、どんな戦況でもゆっくりと歩いて移動しているのが分かります。これは、ミスショットで落ち込んだり、次の一打を決めなければというプレッシャーを回避するために、意識的に行っているためと思われます。

毎日の生活は、常にタイムリミットとのせめぎ合いです。電車やバスの時間、出勤時間、ミーティングの約束、仕事のデッドラインと、常に時間に追われがちです。

しかし、時間という「間」に追われるのは、「間」をうまくコントロールできていない証です。これではどんどん「間」の悪い事態に陥ってしまいます。

例えば、あと一時間で企画書を仕上げなければならないという切羽詰まった状況のとき、確実に自律神経は乱れています。さらに、質の高い内容で周りから認められたいと思えば思うほど、交感神経は過剰に優位になり、副交感神経のレベルは下がってしまいます。

そんなときこそ、ゆっくりと椅子に腰をかけ、資料もゆっくりと取り出して並べ、パソコンのキーも意識してゆっくりと叩《たた》いてみてください。

このとき、その動作、それ自体に意識を傾け、丁寧に行うことがポイントです。

すると、よい企画書を書かなければという焦りや不安感が薄れ、反対に思考が整理されて、アイデアが湧いてくるはずです。キーボードのミスタッチが減り、企画書がどんどん進んでいきます。

結果を出さなければならないというプレッシャーや時間に追われた状況で、冷静になるのは難しいことです。

こういうときほど、ゆっくりとした動作を心がけてみてください。感覚としては、どんなことでも、いつもの一・五倍の時間をかけるつもりで行ってみましょう。そんなにのんびりしていたら間に合わない、と思わないでください。

むしろこのほうが、ミスが少なく、結果的に作業が早く終わります。

淡々として、ゆっくりしゃべる

呼吸、動作と同じく、話し方もゆっくりのペースにしてみましょう。

「間」の悪いときというのは、何を言っても言い訳にしか聞こえません。ですから、口数もいつもより少なくていい。黙りこくるのはよくありませんが、必要最低限の内容を、ゆっくり話すのです。

失態を取り戻さなければと焦ったり、怒りに任せて話し出すと、たいてい早口になっています。

早口になっているときは、呼吸が浅い状態です。精神的にもイライラが募ってきます。交感神経のレベルが異常に高まってしまうからです。

はじめはそれほど怒りを感じていなかったのに、早口でまくしたてているうちに、怒りが増幅してくることはありませんか？　交感神経のレベルが高まってくると、攻撃性が助長されるのです。

一方、早口で話されると、聞く側は責められているような印象を受け、不快になります。

また、相手に話をさせる「間」を与えませんから、コミュニケーションが成り立たず、人間関係もこじれます。

誤解しないで頂きたいのですが、何ものんびり話せ、と言っているのではありません。「間のび」した話し方も、早口同様、相手に不快感を与えます。

「えっとー」などと、言葉と言葉のあいだに「間のび」したつなぎ言葉がやたらと入ると、聞くほうにとっては、不安が募ります。

ポイントは、なるべく感情を抑え、一定のリズムで淡々としゃべること。

そのうち呼吸が安定し、副交感神経のレベルが上がってきて自律神経が整います。

すると混乱していた思考も整理され、話の流れもスムーズになります。そうすれば、説得力が増していきます。

淡々とゆっくりしゃべるだけで、同じ内容でも、受ける印象はまったく異なります。聡明さを感じさせ、周囲の信頼も集められるようになるでしょう。

究極に「間」の悪い場面ではむやみに動かない

日常生活の些細な「間」の悪さなら、呼吸や話し方、動作などをゆっくり行うだけでも効果がありますが、仕事などで重大なミスが起きたときには、むやみに動いたり、しゃべったりしないことです。

それほどの大きなトラブルが起これば、おそらく動悸が激しくなり、冷や汗もだらだらと出てくるほどでしょう。

もうお分かりかと思いますが、こんなとき、自律神経は最悪の状態です。

ゆっくりの呼吸を行おうとしても、うまくできないくらい動揺しているはずです。

そのとき、最もしてはいけないのが、その場を取り繕うこと。余計なことはしゃべらず、その「間」をよく見るのです。自分が壁になったつもりで、その状況を客観視してください。

究極に「間」が悪いことが起こったら、その場では多くを語らない、動かない。相手の言い分をとことん聞いて、自分が冷静になれるまで、時間という「間」をたっぷりかけるのです。

その間に、自律神経の乱れも徐々に回復してくるので、最善の対応策を取ることができるようになります。

私が常日頃、よい「間」を招くためのお手本としているのが、日光東照宮の三猿です。両手でそれぞれ目、耳、口を隠している三匹のお猿さんの彫り物をご存じでしょう。人は目が見えるから他人の持ち物がうらやましくなるし、耳が聞こえるから余計な情報が入ってきて、しゃべれるから不要なことまでしゃべってしまう。

「間」の悪い瞬間に出くわしたら、ぜひ三猿を思い出してください。余計な情報をシャットアウトし、シンプルに行動することで冷静さを取り戻せます。

私自身も、「間」の悪いことが起こってしまったとき、動かず、しゃべらないことでピンチを切り抜けたことがあります。

それは仕事でパリに行ったときのことです。早朝のシャルルドゴール空港にはタクシー

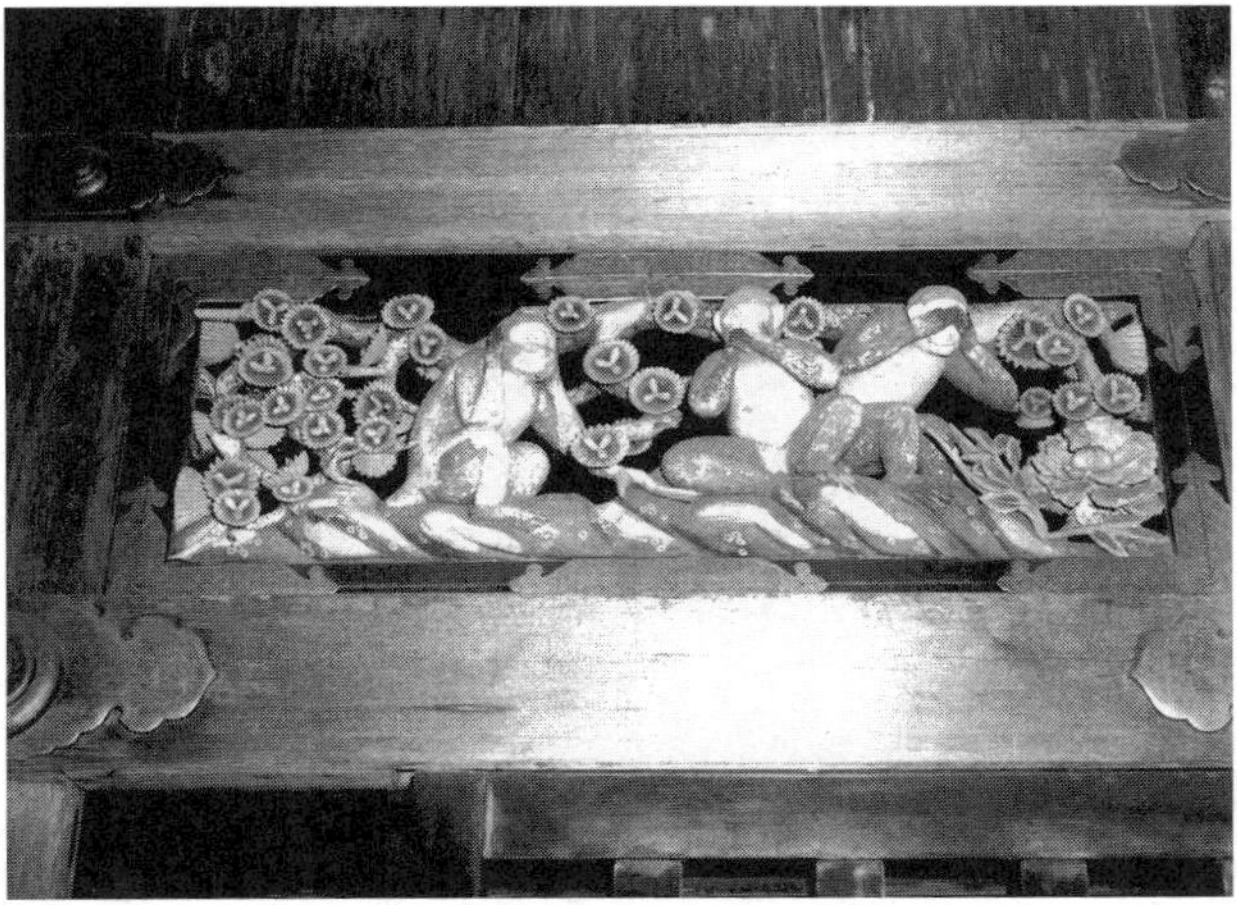

日光東照宮の三猿は、よい「間」を招くためのお手本
(写真・共同通信社)

がいませんでした。しかたなく乗った白タクは、メーターの回転が異常に速く、通常の倍くらいの速さで料金がかさむ、いわゆるぼったくりタクシーでした。

「やられたな」と思いましたが、ここで文句を言うのは危険です。ドライバーが真の悪人で、知らないところへ連れて行かれたり、携帯で仲間を呼んだりするかもしれません。

しばらく動かず黙っていると、ホテルに着きました。そこでドアボーイを呼び、「空港からなのに、こんなにかかると言っている。警察に言ってくれ」と一言伝えました。

ドアボーイはドライバーに抗議し、私は危険な目に遭うこともなく、通常の料金を払って降りることができました。

動かない、しゃべらないとは、すなわち「間を取る」「間をあける」ことでもあります。

「間」の悪さは、「間」をもって制することができるのです。

こりをほぐすと「間」の悪さを打開できる

このほかにも、「間」の悪さから抜け出す方法があります。それは、筋肉のこりをほぐすことです。

「間」が悪いとき、筋肉がギュッと緊張して、首肩がこわばっています。交感神経が過剰に優位になり、ピンチが訪れた体を守ろうと脳や臓器に血流を集中させます。そのため末梢の血流が悪くなります。

そこで、こわばった筋肉を温めてあげるのです。ポイントは首です。首は、頸《けい》動脈という太い血管が通っているので、蒸しタオルなどで温めると一気に血流が良くなり、首肩のこりがほぐれます。すると副交感神経が刺激され、呼吸も自然と深くなります。床屋で首筋に蒸しタオルを当ててもらうと、途端に気持ち良くなり、フーッと大きな息がこぼれるのはそのためです。

こりと「間」の悪さの関係は密接です。「間」が悪いとき、顔つきが暗く、無表情になるのは、顔の表情筋がこわばっているせいです。

眉間にしわを寄せ、口角がさがった「への字口」でしかめっつらをしていると、緊張が増し、副交感神経の働きが低下してしまいます。

状況を打開するには、表情筋をほぐすのも一つの手です。温めるのもいいですが、最も簡単なのは笑顔をつくることです。たとえつくり笑いであっても緊張がほぐれます。「間」が悪いときに笑顔をつくるのは容易ではありませんが、ほんの少しでも口角を上げてみてください。それだけでもこりが和らいでいきます。

医療の現場でも、免疫をつかさどるＮＫ（ナチュラルキラー）細胞が活性化するからと、笑いを治療に取り入れる病院が増えてきました。

子どもの寝顔や、ペットの顔を見ると疲れが吹き飛ぶのは、自然と笑顔になるからです。人生笑うが勝ちと言いますが、「間」を制する見地からしても、それは正解なのです。

ヨガや太極拳は、すぐれた「間」のコントロール法

ここまで、呼吸法や動作などで「間」の悪さを克服する方法を述べてきましたが、これらの方法はヨガや太極拳など、昔ながらの方法で鍛錬することが可能です。

私は以前、ケリー・マクゴニガルというアメリカ人の心理学者と呼吸法について対談したことがあります。

ケリーは、『スタンフォードの自分を変える教室』の著者で、日本でもベストセラーとなったので、ご存じの方もおられるでしょう。

スタンフォード大学で健康心理学を教えるケリーは、心理学や神経科学、医学の最新知見を、人生の成功や人間関係の改善に役立つ戦略として教えています。

そのときは「間」の話こそ出なかったものの、人がベストなパフォーマンスを発揮し、人生をよりよいものにするのに「ゆったりとした深い呼吸」が欠かせないということで、意見が一致しました。

そのためにケリーが実践していたのがヨガです。もともとは子どもの頃から抱えていた慢性頭痛を軽減するために興味を持ったようですが、実際に行ってみると、ヨガのゆったりとした深い呼吸法で「意識のクオリティ」が変わることに気づいたそうです。

それにより、痛みが緩和するだけでなく、自分が本当にほしいものや、いちばん大事なことに集中することができ、「意思力」(willpower)が保てることが分かったと言います。

ヨガのゆったりとした呼吸は、痛みという物理的なストレスの緩和だけでなく、不安や、誘惑といった精神的なストレスをも遠ざけ、自分がかなえたい真の目標に集中することができるのだそうです。

ケリーは、意思力が保てる状態とは、「穏やかな心の状態と、エネルギッシュな活性状態との、中間のような状態」だと言いました。

これはまさに、何度も繰り返し説明している自律神経のバランスが整った状態を指しています。これは「間」をコントロールする極意でもあります。

ヨガのゆったりとした深い呼吸法は、怒りや悲しみ、恐怖、誘惑で乱れた自律神経のバランスを整え、本来の目的に向けて集中させ、これらの感情を上手に処理できる方法です。

今から三〇〇〇年も前、古代インドで生まれたヨガは、仏教の修行として行う瞑想《めいそう》のテクニックです。

さまざまなポーズ（アーサナ）を取る際、必ずゆっくりと深い呼吸を行いますし、呼吸だけに意識を向けるヨガ（片鼻呼吸法など）もあります。

欧米では心理療法の一つとして、体の痛みや、感情のコントロール、心的外傷後ストレス障害（ＰＴＳＤ）の元患者さんのケア、アルコール依存症の元患者さんのケアなど、医療の現場にも導入されています。

ゆったりとした深い呼吸を行う訓練法はほかにもまだあります。

仏教の座禅や、太極拳、気功、合気道などです。それぞれ独自の呼吸法がありますが、どれもゆったりとした呼吸を重視しているところが共通しています。

これらは、自律神経を整えるためにも非常にすぐれた方法ですから、興味のある方はぜひ、挑戦してみるといいでしょう。

どんなときも同じ「間合い」で過ごせば、必ず目標に到達できる

以前、登山家の方から伺ったのですが、困難な山に登頂する秘訣は、急がないことだそうです。

素人は平たんな道では軽快に、逆に急斜面ではなかなか歩みを進められないものですが、熟達した登山家ほど、どんな場面でも同じペースで一歩、一歩、ゆっくり登っていくのです。

人生でも同じことが言えます。決して功を焦らないこと。

誰しも、好調のときと不調のときがあります。そんなときでも、一定のリズムで淡々と過ごすのがよいのです。

好調のときは、何をしてもうまくいくように感じるので、成果を求めて心身ともに無理をしてしまいます。

反対に、不調のときはなかなかやる気が起こらず、最低限やるべきことさえ滞りがちです。どちらの場合でも、同じ「間合い」で淡々と進めることが大切なのですが、意識しないとなかなかできません。

調子がいいと感じるときは、むしろペースダウンするくらいでいいのです。

難しいのは調子がよくないと感じるときです。

そんなときは、「とりあえず五分でも手をつけてみようか」と、抱えている問題に向き合ってみましょう。

そうすれば、目の前にそびえ立っているように思えた壁も、案外、乗り越えられそうだということが分かるはずです。

そして、どんなときも「ゆっくり」を心がけることで、遠回りのように見えても、結果的には理想とする目標に早く到達することができるのです。

身の回りの空間を整理する

「ゆっくり」が「間」の悪さを回避する秘訣ですが、身の回りの空間を整理することも有効です。

そもそも、「間」の悪い事態は、混沌《こんとん》のなかから発生します。忘れ物、遅刻、人に対し失礼な言動をとる、ケガをする、秘密がバレるなど、「間」の悪いことが起こる原因は、疲れや睡眠不足、二日酔い、頭痛や腹痛、風邪などの体調不良、または怒り、不安、焦りなどの心の不調です。

それを防ぐ手段の一つが、身の回りの整理整頓です。なぜこれが「間」の悪さを防ぐのでしょうか。

単純に、散らかっていると、必要な物がすぐに取り出せず、探す時間に追われて、遅刻をしたり、物を失くしてトラブルになったりと、何かと「間」の悪いことが起きやすいので、整理整頓すればそれを回避できるということがありますが、それだけではありません。それは、視覚による影響です。

体調不良も心の不調も、自律神経と大いに関係していることは、これまでにお話しした通りです。その自律神経は、視覚の影響も受けます。

例えば元旦に初日の出を拝めば、心が安らぐと同時にパワーがみなぎってきます。そのとき、交感神経も、副交感神経も高いレベルになり、前向きな一歩を踏み出せます。

逆に、物が散乱しているところにずっと身を置いていると、心も体も不安定になりがちです。あるテレビ番組で妻に先立たれた夫が、片づけがままならず物が溢《あふ》れた部屋のなかでふさぎ込んでいたのですが、掃除のプロの手で部屋をきれいにしたところ、表情までみるみる明るくなってきました。物の整理は、心の整理でもあるのです。

このように、自分を取り巻く空間という「間」が、心や体に与える影響は計り知れません。

身の回りを常に整理整頓しておけば、自律神経が乱れることなく、平静な心とやる気の両方を得ることができます。

かつて『「捨てる！」技術』（二〇〇〇年・宝島社新書）という本がベストセラーになりました。近年でも、『新・片づけ術「断捨離」』（二〇〇九年・マガジンハウス）や、『人生がときめく片づけの魔法』（二〇一〇年・サンマーク出版）などがブームとなるなど、身の回りの物を減らしてすっきりとした暮らしを提唱する本が、絶えず注目されています。

みな、どこかで整理整頓の大切さを感じているのです。

しかし、それを実践し続けるのは難しい。だからこそ、定期的にこのような本が売れるのです。

私は整理整頓の専門家ではありませんが、片づけの基本は、物を増やさない、物にはすべて置き場所を決める、この二つだと思います。これができれば、整理整頓とは、少ない物を、元の場所に戻すだけのことです。

私の大学の教授室は、常に片づけが行き届いた状態にしています。

よく、「秘書の方がお掃除するのですか？」と聞かれますが、膨大な郵便物の分別も、現在進めている研究の記録や参考文献、執筆中の著書の原稿、次の講演会の資料など、すべての整理は自分で行います。三〇分ほどかけて、毎日行います。

整理整頓すると、探し物で時間を取られることがなくなるだけでなく、頭がクリアになって、物事の優先順位が明確になります。

さらには新しいアイデアが浮かんだり、集中力が増して、仕事に打ち込みやすくなります。

そうは言っても、なかなか片づけができないという方には、「一カ所片づけ」をおすすめします。一日一五分、今日は本棚、明日はクローゼットと、場所を決めてそこだけをきれいにするのです。ポイントは、範囲を広げ過ぎないこと。クローゼットに物が溢れているなら、クローゼットの下だけとか、この引き出しのなかだけなど、一五分以内で片づけられる範囲に限定するのです。

それを続けるうちに、身の回りの空間も整い、自律神経も安定します。気分も晴れてくるのを実感することでしょう。

時間という「間」の使い方にも整理整頓を

いつも部屋が散らかっているという人は、たいてい時間にも追われているはずです。探し物で時間を奪われるというだけでなく、思考の整理整頓ができていないからです。何も考えず、行き当たりばったりで過ごしていては、いくら時間があっても足りません。

「間」をコントロールするためには、時間の使い方が最も重要と言いましたが、時間を有効に使うためには、時間の「交通整理」が必要です。

具体的には、どの時間帯に何をするのか、自分のなかでルール化しておくのです。自律神経の観点からも、時間帯によってはかどる仕事と、そうでない仕事があります。ここで、生体リズムの特性を踏まえた上で、効率のよい時間の使い方をお話ししたいと思います。

「間」のよさは朝の使い方で決まる

朝は交感神経が優位になり、前夜からの余波で副交感神経のレベルも高い状態です。交感神経と副交感神経が両方とも高いレベルにあると、最高のパフォーマンスができるのは、前にも話した通りです。

脳は一日のうちで最も活性化しています。朝は物事を深く考えたり、クリエイティビティを必要とする仕事にぴったりです。

だから通勤電車で、ぼーっと過ごすというのは、あまりにももったいないと言えます。仕事でも趣味のことでも、自分がやりたいことに集中し、できるだけ頭を働かせるようにしましょう。

実際、私がイギリスで働いていたとき、早口で何を言っているか分からない人の英語も、午前中は聞き取りやすかったことを覚えています。自律神経のバランスがいいと、理解力も増すのです。朝、特に八時から一〇時の間は、集中力も高まっているのでアイデアを出すような仕事に向いています。

よく、出社してから、まずその日の「TO DOリスト」をつくるという人がいますが、この時間帯にそれをするのはもったいないことです。前夜のうちに済ませておきましょう。そうすれば、朝、会社に来た時点で、やることが定まっているので、迷いなく仕事に打ち込むことができます。

持ち物の用意は前夜のうちに

　このように、「間」をコントロールするには、朝の時間帯が大切ですが、そのためには前夜の過ごし方も見過ごせません。

　朝になってシャツやネクタイの組み合わせに悩んだり、合わないからと着替えたりしていると、どんどん時間がなくなっていきます。朝ご飯もゆっくり食べられない、新聞も読めないなど、自律神経を乱す負のスパイラルの始まりです。

　朝からこうなってしまうと、「間」の悪い状況は一日中続きます。そうならないためにも、疲れて遅く帰ったときほど、ベッドに直行せず、翌朝の準備をしておくのです。

　翌日の予定を見直し、ＴＰＯに合わせたスーツ、シャツ、ネクタイ、靴下、靴まで決めておきます。天気予報をチェックして、暑さ、寒さに合わせて、下着の調節まで考えておきましょう。

　持ち物もカバンのなかに整えておきます。前述のように、忘れ物は「間」の悪さを呼んでしまうからです。普段から身の回りが整理整頓されていれば、このような準備はものの五分で済んでしまいます。それによって睡眠時間が削られる心配もありません。

ちなみに、私は忘れ物という「間」の悪さを絶対に回避したいので、前夜のうちに持ち物を整えておくのはもちろん、さらなる予防策として、玄関に「サケトカメ」と書いた紙を貼っています。

「サケトカメ」とは、外出時の必需品、「財布・携帯電話・時計・鍵・名刺」の五つの物の頭文字です。靴を履こうとするといやでも目に入る位置に貼っていますので、持ち物を確認し、忘れ物を防げるのです。

仕事でも、「TO DOリスト」が必須です。

やらなければならないことをし忘れてしまうと、のちのち「間」の悪さを生みます。

例えば、取引先に迷惑をかける事態になれば、うしろめたさから、こちらの主張を強く押し通すことが難しくなりますし、悪い条件でも譲歩せざるを得なくなるかもしれません。

避けて通れたはずの「間」の悪さが、自分の仕事をやりにくくするだけでなく、会社にも損失を出すことになりかねません。

「TO DOリスト」をつけたら、できることはすぐに行う。これは「間」をコントロールする鉄則です。

このリストには、番号を振ることをおすすめします。その日するべきことがいくつあるのかが明確になり、意識に残ります。この方法は、私がイギリスに留学していたときに病院のカルテの書き方から学んだものです。

外国のカルテの書き方はセブンラインと言って、その患者さんについて重要なことを七項目書き出します。そこに一〜七まで番号を振ります。そうすると、ただ七項目を羅列するより、内容が頭のなかで整理され、記憶にしっかり刻まれます。

番号は重要度や、行う順番とは関係ありません。

「TO DOリスト」に番号を振る、たったこれだけのことでスムーズに時間管理ができるようになり、やり残し、やり忘れといった「間」の悪さを回避できるのです。

返事をしなければならないところに連絡を忘れてしまう、出張の精算が遅いといつも経理から催促される、といった「間」の悪い習慣は、番号つきの「TO DOリスト」で正していきましょう。

ここまでを前夜にやっておくと、翌日のことがクリアになっているので、安心して眠りにつけますし、朝起きてからも手際よく身支度できます。

しっかりと朝ごはんも食べられるので、腸が動き出し副交感神経のレベルが上がってきます。

ゆったりとした豊かな朝の時間を過ごしていると、新聞やインターネットのニュースにも落ち着いて目を通せるので、社会や経済の動向も分かり、仕事にも生かされるでしょう。やるべきことが明確になっているので、出勤してから慌てることがありません。「間」のいいライフスタイルに欠かせない習慣です。

午後三時以降にゆとりの「間」をつくる

午後三時を過ぎると、交感神経のレベルは下がり、副交感神経が優位になってきます。リラックスモードになっているので、モチベーションは下がっています。

頭を使う仕事をしても、なかなかはかどりません。特に企画書を書くといったクリエイティブな仕事をするのには、あまり適していません。

この時間帯は、重要な決断やひらめきを必要とする仕事ではなく、メールの返事や資料の整理など、ルーティーンワークに充てるのがおすすめです。

また、作業を進めるうちに、「TO DOリスト」にない、予定外の仕事も生じてくるでしょう。この時間帯は、とっさの仕事に対応する「間」でもあります。

心と体のバイオリズムを知り、その時間帯に合った適切な行動をとることで、よい「間」を引き寄せます。

効率が上がり、成果が出やすいので、仕事でも評価されるようになります。時間も浪費せずに済むので、残業も少なく、趣味に使える時間も増え、睡眠も確保できます。

こうして「間」のいい人ほど、人生が充実していくのです。

運動し過ぎると「間」が悪くなる

朝の出勤前に走っている、毎日のようにジムで汗を流す。一見、健康的に聞こえますが、

「間」という観点からすると、たくさんの疑問符がつきます。

運動し過ぎると、交感神経のレベルが異常に高くなり、副交感神経とのバランスが悪くなります。これを日常的に続けていると、副交感神経のレベルが上がりにくくなり、いつもピリピリしたり、アグレッシブになり過ぎるあまり、出過ぎた行動をとってしまいがちです。

特に朝の運動はあまりおすすめできません。

この時間帯は交感神経が優位で、血管が収縮し、うっ血状態にあります。すると筋肉は硬くなり、そんなときに長時間走ったりしたらケガのもとです。

交感神経のレベルが過剰に高いと、痛みに鈍感になります。膝やアキレス腱に異常をきたしているのに、無理して故障してしまうのも、自律神経が乱れている証拠と言えます。

ケガならまだしも、朝は心筋梗塞などの血管系の発作も起こりやすいことをご存じでしょうか。ラジオ体操などの軽い運動なら問題はありませんが、ジョギングだと負荷がかかり過ぎです。疲労した体で満員電車に揺られたりすれば、自律神経はさらに乱れ、「間」の悪い事態が起こりかねません。

プロのアスリートはあまり朝早い時間からトレーニングをしません。朝練は昔の常識で、今ではむしろ体に負担をかけ、パフォーマンスを落とすことが知られているからです。トレーニングを始めるのはだいたい午前一〇時くらいからです。

朝は一日のうちで最も脳の働きが良い時間帯ですから、資格試験や語学など、自分のための勉強をして、頭を使うべきです。もしくは早く出勤してクリアな頭で仕事をテキパキと片づけ、残業しないようにすると、その後の時間も有効活用できます。

では、運動はいつ、どの程度すればいいのでしょう。

私がおすすめしているのは夕食後です。食後というのは意外に聞こえるかもしれませんが、激しい運動ではなく、三〇分～一時間ほど、ゆっくりウォーキングするのが理想的です。

夜は副交感神経が優位になる時間帯で、それを妨げてはいけませんが、ゆっくりとしたウォーキングなら大丈夫です。心拍数が上がり過ぎることもありません。もの足りないのではと思う程度がいいのです。サラリーマンの場合、一日の疲れの原因は、昼間の頭脳労働による精神的疲労です。一日デスクワークしている人なら、筋肉が硬直し、うっ血していないのに疲労感があるのはそのためです。体を使っていないのに疲労感があるのはそのためです。

夜の三〇分ウォーキングは、うっ血を解消し、昼間の疲れを取り去ってくれます。首や肩のこり、腰痛なども軽減され、睡眠の質も上がります。

昼間のストレスを解消しようと、お酒を飲むと、ただでさえ血流が悪くなっているのに、アルコールによる脱水で血液がドロドロになります。眠りが浅くなり、疲れがとれません。その上、アルコールを抜こうとジョギングでもしたら、さらにうっ血がひどくなり、自殺行為です。究極の「間」の悪い事態になりかねません。

夜のウォーキングは、朝のジョギングよりずっと楽なので、継続しやすいと思います。何をやってもダイエットが三日坊主になってしまう人にもおすすめです。

運動はし過ぎない。するなら夜行う。自律神経のリズムをうまく生かす運動で、無理なく、健康維持や体型維持が可能になります。

第四章　人生を成功へと導く「間」のつくり方

「間」を味方につけるための行動習慣

これまで、さまざまな角度から自分を取り巻く「間」の重要性についてお話ししてきました。ここでは、総仕上げとして、人生を好転させるための「間」のコントロール術をご紹介したいと思います。次のチェックリストを参考に、今すぐできることから実践してみてください。

ほんの小さな行動が、長い目で見れば、人生に大いなる成功をもたらす端緒となるのです。

□前夜のうちに、翌日の準備をしておく

自律神経のバランスを整えるためにも、朝の時間の使い方が重要です。朝起きてから、何となく出かける準備をしていると、どんどん時間だけが過ぎていき、結果として約束の時間に間に合わないという「間」の悪い事態に陥ります。そうならないためにも、前

夜のうちに持ち物の準備や、「TO DOリスト」、朝、何を食べるかまで決めておきましょう。そして起きてからは、それに従って淡々と進めていけば、ゆとりの「間」ができます。

□天気予報は毎晩チェック

前夜に翌日の準備をする際、天気予報も調べておきましょう。翌日の天候によって、着る服、持ち物などを考えます。このとき、週間予報も同時にチェックします。大雨や雪などが予想されていたら、予定を変更する必要があるか検討してください。交通機関にも大きな乱れが出るような悪天候の場合は、おそらく数日前からニュースなどで取り上げられるでしょうから、早めにアポイントを延期するなどの対策を立てることです。前夜では変更するのが難しいでしょうから、なるべく二、三日前には、どうするか対応策を考えておきましょう。

□一週間分の服装のコーディネートを考えておく

あらかじめ一週間分の服装のコーディネートを決めておきましょう。特に、フォーマルな服装が求められる予定が入っている場合、前夜に準備をしたのでは、間に合わない可能性があります。当日、急遽、デパートに買いに行くなど、予想外の出費につながることもあるでしょう。ですから、余裕を持って一週間分の予定を確認し、それに合わせた服装を考えるのです。

ＴＰＯに合わせた服装というのも、「間」をよくする秘訣です。服装もまた、あなたを取り巻く「間」の一部です。フォーマルな席で自分一人が場違いな服装をしていたら、居心地が悪く、精神的にも落ち着きません。それによって積極的な行動がとれず、仕事のチャンスを逃すことにもなりかねません。

そのほかにも、例えば長時間のデスクワークの日は、なるべく体を締めつけない服装にしたり、外回りが多い日は、体温調節がしやすいよう羽織るものを持つなど、行動に合わせた服装を選びます。すでに述べたように、急激な気温変化は、自律神経の乱れにつながります。服装も重要な「間」の一部と捉え、心地よいファッションを意識しましょう。

□ゆっくり歯を磨く

忙しい朝、寝坊でもしようものなら、慌てふためいて、タンスの角に足の小指をぶつけたり、テーブルの上のコーヒーをこぼしたりするなど、「間」の悪いことが引っ切りなしに起こります。遅刻することが分かっていれば、どんなに急いだところで、結果は変わりません。それならば、早めに遅れることを関係者に連絡し、その後は、淡々と準備を進めるのです。それでも、内心は落ち着かないことでしょう。そんなときは、ゆっくり歯を磨いてみてください。ゆっくり歯を磨くと、副交感神経のレベルが高まります。それがきっかけとなって、心も落ち着いてきます。遅れることは免れませんが、それによって生じる不利益を取り戻すための対策を考えることができます。

これは、遅刻する日に限ったことではありません。毎朝の歯磨きも、なるべくゆっくり行ってください。副交感神経のレベルが高まることで便意を催しやすくなります。

便秘になると腸内環境が悪化します。すると、前述のように血流が悪くなり、脳にも酸素や栄養が行かず思考力が低下し、「間」の悪さを招きます。これを防ぐためにも、

「ゆっくり歯磨き」を習慣にしましょう。

□朝食の定番メニューを決めておく

すでに述べたように、時間のない朝は、朝食メニューを決めておくというのも一つの手です。朝はしっかり食べて、夜は少なめに食べることを推奨する健康法もありますが、仕事上の付き合いで、なかなか難しいこともあるでしょう。そうであれば割り切って、朝を軽めにして、夜はあまり制限せずに、好きなものを食べるというのでもよいと思います。自分にとって負担が少なく、続けやすい方法が自律神経の観点からもいちばんです。それに、あらかじめメニューを決めておけば、朝食の準備もスムーズです。また、お気に入りの定番メニューがあれば、それが「やる気スイッチ」にもなります。量は少なくても構いませんので、気分が上がる定番メニューを探してみてください。

□一日三回、朝は腹八分目の食事を摂る

現代の食生活において、三回しっかりと食べていたら、栄養の摂り過ぎで太ってしま

います。一日三回の食事というのは、栄養面からではなく、腸への刺激の観点から必要ということです。腸は物理的刺激が加わると動くという性質があり、実際、手術のときに腸をポンと叩くとグーッと動き出します。

特に大切なのは、朝食です。朝食の効用は主に三つあります。一つは、副交感神経のレベルの上昇、二つ目は、血流量が増えること、三つ目は、ゆとりの「間」が生まれることです。前夜のうちに、きちんと準備していたとしても、やはり朝は使える時間が少ないものです。どうしてもゆっくり座っていることは難しいと思います。それでも、朝食を摂るその時間だけは、椅子に座っていられるので、落ち着ける「間」があります。この「間」が、副交感神経のレベルを上げるタイミングにもなるのです。

ただし、前述したように、朝、お腹いっぱい食べると、その吸収にたくさんの血液が使われるため、脳へ行く血流量が減ってしまいます。そのため、食後、眠くなってしまい、頭が働かなくなります。特に午前中に大事な会議がある場合は軽めにしておきましょう。

□目的地には三〇分前に到着する

ゆとりの「間」を持つことが副交感神経のレベルを高めて、「間」の悪い事態を防ぐことは、すでにお話ししました。そのために私は、大事なアポイントのときは目的地に三〇分前に到着するように心がけています。スケジュール帳にも、その分の時間を確保しています。

万が一、電車が遅れたり、車の渋滞につかまっても、そのくらい余裕があれば、大遅刻には至りません。予定通り三〇分前に着いたときは、お茶をしながら、資料を読んだりして、時間を無駄にしません。

なぜ遅刻がいけないかと言えば、それによって焦ったり、取り乱すことで、自律神経のバランスが崩れるからです。そうならないためにも、三〇分という時間のゆとりが必要です。

□便と尿の色を見る

便と尿で、あなたの体のなかの状態を間接的に知ることができます。便は、ドス黒くなっていないか、下痢が続いていないか、尿は、普段の色に比べて極端に濃くなっていないか、血が混じっていないかを確認してください。いつもと違う状態が五日続いたら、二週間以内に病院で検査してもらうことをおすすめします。「もしかしたら、がんではないか」などと極端な場合を心配して、それによって自律神経が乱れてしまうことのほうが体にとってよくありません。病院に行かず、もやもやした状態を続けるよりは、さっさと病院に行って、検査結果を聞くことです。それによって、次の対策も立てやすくなり、精神的にも落ち着くことができます。

□毎朝、必ず体重を測る

年を取るごとに、基礎代謝が悪くなり、太りやすくなります。前述したように、太ることは「間」を悪くする要因でもありますから、なるべく体重を維持することを心がけましょう。そのためには、毎朝、体重を測ることを習慣にするのです。

体重は、そのときの自分の体の状態を如実に表します。例えば、短期間のうちに体重が増加したら、それは、食べ過ぎや不規則な生活に起因しているはずです。心体に相当なストレスがかかっている証拠です。毎日同じ時間に体重を測っていれば、そのことに客観的に気づくことができます。そうすることで、病気になる前に手を打つことができます。

□疲れを感じたら、三〇分早起きをする

意外に聞こえるかもしれませんが、疲れているときほど、早起きをしてみましょう。疲労回復のための睡眠は大切ですが、ダラダラと寝ていると、かえって悪化します。むしろ三〇分早起きをして、ゆっくりと、すがすがしい朝の光を浴びながら、水を一杯飲めば、エネルギーがみなぎってくると同時に副交感神経のレベルも上がり、心も落ち着きます。そしていつもより早く出社することで、仕事もはかどります。朝は脳の働きが活性化していますから、頭脳労働にはもってこいです。

ただし、慢性的に睡眠不足で疲労がたまっている場合は、休息が第一です。そうではなく、単に不規則な生活で朝寝坊が続くようなら、まずはこの方法を試してみてください。

□新聞を読む

最近は、インターネットやＳＮＳの普及で新聞を読む時間が減ってきています。それだけで必要な情報が得られているような気がしてしまいますが、かえって自分の世界を狭めてしまいます。なぜなら、ネットの情報は、どんどんカスタマイズされていくからです。どういうことかというと、ネットのニュースは、自分がクリックした記事に関連する情報が次々に出てくるように設計されているのです。ですから、関心のある分野ばかりの情報が集まり、それ以外の情報になかなか触れることがありません。

一方、新聞は自分の世界を広げてくれます。政治情勢だけでなく、海外で起こっていることや、巷《ちまた》で流行っていることなども万遍なく取り上げられているからです。

「間」は、あなたを取り巻く環境のすべてと言いましたが、新聞を読むことで、あなたの「間」が広がっていきます。つまり、「間口」が広がっていくのです。それによって他者へも寛容になります。怒りの感情が減り、自律神経も安定するのです。

□「ありがとう」と声に出して言う

「間」のいい人たちは、誰に対しても腰が低く、感謝の気持ちを言葉で表現します。当たり前のことのようですが、どんな些細なことでも、自分のために何かをしてもらったら、「ありがとう」とはっきりと声を出して言いましょう。言われた側も、気分がよくなり、その場の雰囲気もよくなります。つまり、その空間が心地いい「間」に変わるのです。そうなれば、自分自身も心身ともに穏やかでいられます。

□人のせいにしない

何か失敗をしたときに、周囲のせいにしていると、何度も同じような失敗を繰り返します。他人のせいにしても、その人を変えることはできませんから、ストレスがたまる一方です。そのストレスが、自律神経を乱し、自分の「間」を乱します。健康にもよくありませんし、人生を楽しむことはできません。「あの人がいるから、自分が活躍できない」などと考えていては、自分の持つ可能性まで狭めてしまうことになります。相手の「間」に支配されている証拠です。自分の「間」を死守するには、すべての原因は自分にあるという覚悟を持ちましょう。

□言い争いをしない

怒りが自律神経を乱し、「間」も悪くすると言いましたが、言い争いも同様です。むしろ、単に一人で怒っているよりも、害は大きいと思います。言い争いに負ければ、相当なストレスがたまりますし、ネガティブな感情が離れません。逆に勝っても、その相手からは敵意をむき出しにされ、仕事やプライベートで邪魔をされるかもしれません。そんなことをいちいち気にしていては、心も落ち着かないでしょう。それでは、ますます「間」が悪くなる一方です。

それに、言い争いを聞いている周りにも、悪影響は及びます。自律神経の乱れは周囲にも伝染し、その場の雰囲気＝「間」も悪くします。ピリピリした空気が蔓延すると、それに無関係の人も、緊張してミスをしやすくなります。言い争いは、当事者だけの問題ではないのです。仕事なら、その部署やチーム、プライベートなら、家族や友人関係を取り巻く「間」全体が悪くなります。言い争いに一つもいいことはありません。「間」

を乱さないためにも、喧嘩《けんか》になりそうな場合は、その場からいったん離れるなどして、回避しましょう。

□自慢話をしない

これまでにお話ししてきたように、一流と言われる人々は、こちらが恐縮するほど謙虚な姿勢を持っています。仕事で数々の業績を上げても、決してそれを自分から口にすることはありません。自慢話をするということは、自分に自信がないことの表れです。なぜなら、自分で言わなければ、誰も分かってくれないと思っているからです。自分で説明しなければ分からないようなことなら、それは他人にとって取るに足らないことです。言わなくても、周りから「すごい」と思われるようなことを成し遂げるのが、本当の意味での超一流の人々です。

自慢話は、「間」の悪さを招く一因です。なぜなら、それによって周囲の自分に対する評価基準が上がり、「このくらいのことはできて当然」と思われてしまうからです。それによって、相当なプレッシャーがかかり、その瞬間から自律神経は乱れます。自慢話は、自らハードルを上げているようなものです。

自慢話をしたくなるときは、たいてい自分に余裕がないときです。そんなときは、すこし「間」を置いてみてください。そして、「今、自分はちょっと焦っているな、自律神経が乱れているんだな」と、客観視してみましょう。すると、自然と心穏やかでいられます。

□失敗談を話す

反対に、「間」をよくするためには、失敗談を話すことです。そのほうが、聞いている方もリラックスできますし、何より好感を持たれます。失敗談を話せるということは、自分に余裕があるということでもあります。自律神経のバランスも整っている状態です。

失敗談を話す効用はそれだけではありません。周囲の期待値を必要以上に高めることがないので、余計なプレッシャーもかかりませんし、もしちょっとしたことで成功しても、その評価は数倍にもなります。

また、失敗談を話すことによって、その失敗を客観視できます。なぜそれが起こったのか、本当の原因を知るきっかけにもなります。そうすることで、二度と同じことを繰り返すことはないでしょう。それがさらなる「間」の良さを引き寄せるのです。

□悩みを紙に書き出す

人間、誰しも悩み事をいくつか抱えているものです。それが複雑に絡み合い、心がもやもやとして、不安に押しつぶされそうになることがあります。そんなとき、焦りやイライラの感情が募ります。それが自律神経を乱し、「間」の悪い事態が起こりやすくなることはすでに述べた通りです。悩み事をすぐに解消することは難しいとしても、書き出すことによって、悩みから生じるストレスを軽減することができます。

具体的には、「大きな悩み」「中くらいの悩み」「小さな悩み」の三つに分けて、紙に書き出すのです。このとき、パソコンに打ち込むのではなく、手で書きましょう。パソコンのブルーライトの刺激も自律神経の働きを乱しますし、文字をゆっくり丁寧に書くことで、自律神経は安定します。紙に書かれた悩みを眺めることで、その悩みを客観視できますし、頭のなかで膨らんだ過剰なイメージを払拭できます。ずっと抱えていた悩みも、意外に大したことがないように感じられるのではないかと思います。

□三行日記を書く

第一章で自分の「間」の悪さのパターンを知るために、三行日記を書くことをおすすめしました。自律神経のバランスを整えるために重要なので繰り返しますが、一行目に失敗したことを、二行目に感動したことを、そして三行目に明日の目標を書くというものです。初めに失敗したことを書いてから、次に感動したことを、最後に目標を書くというところもポイントです。最後に失敗したことで終わると、その失敗を引きずってしまい、自律神経が乱れるからです。

夜、机に向かって、その日の出来事を振り返ることは、副交感神経の働きのレベルを上げることに一役買っています。しかし、これは必ずその日の夜でなければならないわけではありません。特に、大きな失敗をした日は、その出来事がなまなましく感じられて、なかなか冷静になれません。一晩、「間」を置くことで、頭のなかが自然と整理されて、客観視できるようになります。そこで私は、この三行日記を翌日午後のティーブレイクのときに書いています。

三行だけなら、書くのは数分で済みます。言葉を短くまとめるというのも、脳へのよい刺激になります。毎日続けるのも、それほど負担ではないでしょう。継続することで、「間」の悪さのパターンが分かるので、やがてそれを事前に回避できるようになります。日記を書くこと自体も、今申し上げたように副交感神経のレベルを上げるので、さらなる「間」の良さを引き寄せることにつながります。

人生をかけて成し遂げたいことは何か？

本章では、「間」をうまくコントロールして、人生の質を高めるための行動習慣をご紹介しました。しかし、手段と目的を混同してはいけません。これらの行動は、あくまでも、あなたの人生をより輝かせるための具体的な方法です。もし、自分には向いていないと思われるのなら、無理にすることはありませんし、それをすることによってかえって苦痛になるなら、しないほうがましです。

そして、最も大切なことは、何のためにそれをするのかを明確にしておくことです。つまり、人生の目的、目標を意識するのです。

あなたが人生で成し遂げたいことは何でしょうか？　それなくして「間」をコントロールする意味はありません。

たいそうなことを掲げる必要はありません。家族や周囲の人と幸せを分かち合いたい、旅をして見たことのないものに触れたい、自分の得意なことで人の役に立ちたい。人生の目的が明確なら、人は自然とそのための行動をとることができるようになります。

近頃は健康であること、若くあることがあたかも人生の目的になってしまっている人が多いような気がします。私は診療や健康のアドバイスをしながらも、患者さんやクライアントの人生がどれだけ輝かしいものになるかを考えています。

医師として病気を治したり、健康を増進したりするのは、当たり前のことですが、私は症状だけを診ているのではありません。

病気から回復し、その先にある充実した人生を得るために何ができるかを、常に考えています。

だから私は、自分の自律神経のバランスを整える努力を怠りませんし、この本を読んでくださっているすべての人にもそうあってほしいのです。

今、一〇〇歳以上の人口が増えています。厚生労働省によれば、統計を取り始めた一九六三（昭和三八）年には一〇〇歳以上の人口はわずか一五三人でした。しかしそれから五〇年ほどで五万八八二〇人になりました（二〇一四年九月時点）。今後はますます増えていくとされています。一〇〇年という歳月は、一つの壮大な「間」です。

生きるということは、人生という「間」をいかに過ごすかということです。これまでは防戦一方の人生だった人も、これからは能動的に生き、自分の心と健康をコントロールして、人生をよい「間」の連続にしていってほしいと思います。

以前は不治の病とされていた病気も、遺伝子治療などの新たな手法で、治る可能性が高くなってきました。一〇〇年生きられるかもしれないこの時代に生を受けた奇跡に感謝し、人生の目的を全うしてほしいと願っています。

おわりに

ある時代において支配的なものの考え方をパラダイムと言いますが、私はこのパラダイムもまた、「間」の一つであると考えています。パラダイムシフトという言葉があるように、その時代には通用した考え方や行動も、何らかのきっかけで、突然変わってしまうことがあります。

現代は、どんな「間」に支配されているのかを考えてみることは、決して無駄ではないでしょう。本文でも触れた通り、「間」を的確に読むことは、人生を主体的に歩むために不可欠だからです。

例えば、近年、SNSの普及によってコミュニケーションの質が劇的に変化しました。それによって人付き合いの「間」の取り方も、変わりつつあります。こうした変化にうまく合わせられる人もいますが、苦手に感じる方も多いと思います。私自身もそれほど得意ではありません。苦手な人は、無理に合わせることはないと思います。

しかし、こうした状況を正しく認識することは重要です。今やネット上のコミュニケーションは、好むと好まざるとにかかわらず、どんどん変化していきます。もはや後戻りすることはできません。それが、私たちの生きている「間」なのです。

それを踏まえた上で、自分の人生にとって、SNSにあまり魅力を感じられないと思うならば、一定の距離を置くと決め、その通りに行動すればよいのです。そうすれば、周囲に振り回されることなく、心穏やかでいられます。しかし、状況をよく理解しないまま、みんながやっているから、取り残されたくないからと言って、やみくもに首を突っ込んでしまうと、自分の「間」を乱されてしまいます。「間」が乱れることによって、「間」の悪い事態を招き、自律神経もバランスを崩します。それによって体の調子も乱れていくことは、すでに述べた通りです。

繰り返しますが、「間」の悪さを克服することは、単に不運から逃れるといった狭義の解釈に止まらず、自分の潜在能力を最大限に発揮し、人生を充実させるための秘訣です。

今という時代に流れる「間」を読み、自分の「間」を知り、折り合いをつけていく。それが、「間」をよくするコツです。これは決して、時代におもねるということではありませんが、時代に逆らうということでもありません。重要なのは、時代の「間」をつかんだ上で、自分の「間」を乱されないように整えていくことです。その具体的な方法は、本書でお話ししました。

溢れる情報や周囲の影響によって、「間」は乱されがちです。それによって、ここぞというときにミスをし、思うような成果が得られないと感じる人も多いことでしょう。しかし、落ち込む必要はありません。自分を取り巻く「間」を意識して、本書で記したような考え方や行動を実践してみてください。

「間」に意識を傾けることで、自分自身や周囲の状況を客観的に捉えることができます。感情的になりやすい人も、冷静になれるはずです。落ち着くことができれば、そうそう「間」の悪いことは起きません。

心地よい「間」に、人は集まります。人生を能動的に楽しく過ごすためにも、ぜひ

「間」のいい習慣を、ほんの少しでも取り入れて頂ければと願っています。

二〇一六年一月

小林弘幸

小林弘幸（こばやし ひろゆき）

一九六〇年生まれ。順天堂大学医学部教授。日本体育協会公認スポーツドクター。順天堂大学医学部卒業後、同大学大学院医学研究科修了。ロンドン大学付属英国王立小児病院外科などを経て、順天堂大学小児外科講師・助教授を歴任。スポーツ選手らのコンディショニング、パフォーマンス向上指導も行う。著作に『1日3分で美しくやせる！「小林式腸トレ」』、『聞くだけで自律神経が整うCDブック』など。

「間《ま》」の悪《わる》さは治《なお》せる！

集英社新書〇八二一I

二〇一六年二月二二日 第一刷発行

著者……小林弘幸《こばやしひろゆき》
発行者……加藤 潤
発行所……株式会社集英社
東京都千代田区一ツ橋二-五-一〇 郵便番号一〇一-八〇五〇
電話 〇三-三二三〇-六三九一（編集部）
〇三-三二三〇-六〇八〇（読者係）
〇三-三二三〇-六三九三（販売部）書店専用

装幀……原 研哉
印刷所……凸版印刷株式会社
製本所……加藤製本株式会社

定価はカバーに表示してあります。

ISBN 978-4-08-720821-4 C0247

Printed in Japan

a pilot of wisdom

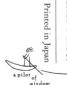

集英社新書　好評既刊

教育・心理――E

- 「学ぶ」から「使う」外国語へ　関口一郎
- ホンモノの文章力　樋口裕一
- 中年英語組　岸本周平
- おじさん、語学する　塩田　勉
- 感じない子ども　こころを扱えない大人　袰岩奈々
- レイコ@チョート校　岡崎玲子
- 大学サバイバル　古沢由紀子
- 語学で身を立てる　猪浦道夫
- ホンモノの思考力　樋口裕一
- 共働き子育て入門　普光院亜紀
- 世界の英語を歩く　本名信行
- かなり気がかりな日本語　野口恵子
- 人はなぜ逃げおくれるのか　広瀬弘忠
- 英語は動詞で生きている！　晴山陽一
- 悲しみの子どもたち　岡田尊司
- 行動分析学入門　杉山尚子
- あの人と和解する　井上孝代
- 就職迷子の若者たち　小島貴子
- 日本語はなぜ美しいのか　黒川伊保子
- 性のこと、わが子と話せますか？　村瀬幸浩
- 「人間力」の育て方　堀田　力
- 「やめられない」心理学　島井哲志
- 学校崩壊と理不尽クレーム　嶋﨑政男
- 死んだ金魚をトイレに流すな　近藤　卓
- 「才能」の伸ばし方　折山淑美
- 演じる心、見抜く目　友澤晃一
- 外国語の壁は理系思考で壊す　杉本大一郎
- ○《まる》のない大人　×《ばつ》だらけの子ども　袰岩奈々
- 巨大災害の世紀を生き抜く　広瀬弘忠
- メリットの法則　行動分析学・実践編　奥田健次
- 「謎」の進学校　麻布の教え　神田憲行
- 孤独病　寂しい日本人の正体　片田珠美
- 「文系学部廃止」の衝撃　吉見俊哉

医療・健康――I

集英社新書　好評既刊

ホビー・スポーツ——H

a pilot of wisdom

ヴィジュアル版——V

a pilot of wisdom

集英社新書　好評既刊

性のタブーのない日本
橋本 治　0810-B
性をめぐる日本の高度な文化はいかに生まれたのか？ タブーとは異なる「モラル」から紐解く驚愕の文化論。

経済的徴兵制
布施祐仁　0811-A
貧しい若者を戦場に送り込む〝謀略〟は既にはじまっている！「政・官・軍」ぐるみの悪制の裏側に迫る。

ジャーナリストはなぜ「戦場」へ行くのか ―取材現場からの自己検証
危険地報道を考えるジャーナリストの会・編　0813-B
政権の報道規制に危機を感じたジャーナリストたちが自己検証を踏まえながら、「戦場取材」の意義を訴える。

消えたイングランド王国
桜井俊彰　0814-D
歴史の狭間に消えゆく故国「イングランド王国」に命を賭した、アングロサクソン戦士たちの魂の史録。

ヤマザキマリの偏愛ルネサンス美術論
ヤマザキマリ　0815-F
『テルマエ・ロマエ』の作者が、「変人」をキーワードにルネサンスを解読する、ヤマザキ流芸術家列伝！

野生動物カメラマン〈ヴィジュアル版〉
岩合光昭　040-V
数多くの〝奇跡的〟な写真とともに世界的動物写真家が綴る、撮影の舞台裏と野生動物への尽きせぬ想い。

生存教室 ディストピアを生き抜くために
内田 樹／光岡英稔　0816-C
大ヒット漫画『暗殺教室』の主題をめぐり、希代の思想家と武術家が生き残るための「武術的知性」を語る。

医療再生 日本とアメリカの現場から
大木隆生　0817-B
日米両国で外科医療に携わった著者が、「医療崩壊」後の日本医療が抱える問題を示し、再生への道筋を描く。

テロと文学 9・11後のアメリカと世界
上岡伸雄　0818-F
アメリカ国民はテロをどう受け止めたのか。作家たちが描いた9・11以降のアメリカと世界を徹底考察。

ブームをつくる 人がみずから動く仕組み
殿村美樹　0819-B
数々の地方PRを成功に導いたブームの仕掛け人が、具体的かつ実践的な〝人を動かす〟技術を公開する。

既刊情報の詳細は集英社新書のホームページへ
http://shinsho.shueisha.co.jp/